U0307994

中国古医籍整理丛书

# 银海指南

清·顾锡　著

谭红兵　党思捷　校注

中国中医药出版社

·北　京·

图书在版编目（CIP）数据

银海指南/（清）顾锡著；谭红兵，党思捷校注 . —北京：
中国中医药出版社，2017. 4
（中国古医籍整理丛书）
ISBN 978 - 7 - 5132 - 3955 - 4

Ⅰ. ①银… Ⅱ. ①顾… ②谭… ③党… Ⅲ. ①中医五官
科学—眼科学—中国—清代 Ⅳ. ①R276. 7

中国版本图书馆 CIP 数据核字（2017）第 004952 号

中 国 中 医 药 出 版 社 出 版
北京市朝阳区北三环东路 28 号易亨大厦 16 层
邮政编码 100013
传真 010 64405750
保定市中画美凯印刷有限公司印刷
各地新华书店经销
*
开本 710×1000 1/16 印张 12. 5 字数 99 千字
2017 年 4 月第 1 版 2017 年 4 月第 1 次印刷
书 号 ISBN 978 - 7 - 5132 - 3955 - 4
*
定价 56. 00 元
网址 www. cptcm. com

# 国家中医药管理局
## 中医药古籍保护与利用能力建设项目
### 组织工作委员会

**主 任 委 员** 王国强

**副 主 任 委 员** 王志勇　李大宁

**执 行 主 任 委 员** 曹洪欣　苏钢强　王国辰　欧阳兵

**执行副主任委员** 李　昱　武　东　李秀明　张成博

**委　　　员**

各省市项目组分管领导和主要专家

（山东省）武继彪　欧阳兵　张成博　贾青顺

（江苏省）吴勉华　周仲瑛　段金廞　胡　烈

（上海市）张怀琼　季　光　严世芸　段逸山

（福建省）阮诗玮　陈立典　李灿东　纪立金

（浙江省）徐伟伟　范永升　柴可群　盛增秀

（陕西省）黄立勋　呼　燕　魏少阳　苏荣彪

（河南省）夏祖昌　刘文第　韩新峰　许敬生

（辽宁省）杨关林　康廷国　石　岩　李德新

（四川省）杨殿兴　梁繁荣　余曙光　张　毅

各项目组负责人

王振国（山东省）　王旭东（江苏省）　张如青（上海市）

李灿东（福建省）　陈勇毅（浙江省）　焦振廉（陕西省）

蔡永敏（河南省）　鞠宝兆（辽宁省）　和中浚（四川省）

# 前　言

　　中医药古籍是传承中华优秀文化的重要载体，也是中医学传承数千年的知识宝库，凝聚着中华民族特有的精神价值、思维方法、生命理论和医疗经验，不仅对于传承中医学术具有重要的历史价值，更是现代中医药科技创新和学术进步的源头和根基。保护和利用好中医药古籍，是弘扬中国优秀传统文化、传承中医学术的必由之路，事关中医药事业发展全局。

　　1949 年以来，在政府的大力支持和推动下，开展了系统的中医药古籍整理研究。1958 年，国务院科学规划委员会古籍整理出版规划小组在北京成立，负责指导全国的古籍整理出版工作。1982 年，国务院古籍整理出版规划小组召开全国古籍整理出版规划会议，制定了《古籍整理出版规划（1982—1990）》，卫生部先后下达了两批 200 余种中医古籍整理任务，掀起了中医古籍整理研究的新高潮，对中医文化与学术的弘扬、传承和发展，发挥了极其重要的作用，产生了不可估量的深远影响。

　　2007 年《国务院办公厅关于进一步加强古籍保护工作的意见》明确提出进一步加强古籍整理、出版和研究利用，以及

"保护为主、抢救第一、合理利用、加强管理"的方针。2009年《国务院关于扶持和促进中医药事业发展的若干意见》指出，要"开展中医药古籍普查登记，建立综合信息数据库和珍贵古籍名录，加强整理、出版、研究和利用"。《中医药创新发展规划纲要（2006—2020)》强调继承与创新并重，推动中医药传承与创新发展。

2003~2010年，国家财政多次立项支持中国中医科学院开展针对性中医药古籍抢救保护工作，在中国中医科学院图书馆设立全国唯一的行业古籍保护中心，影印抢救濒危珍本、孤本中医古籍1640余种；整理发布《中国中医古籍总目》；遴选351种孤本收入《中医古籍孤本大全》影印出版；开展了海外中医古籍目录调研和孤本回归工作，收集了11个国家和2个地区137个图书馆的240余种书目，基本摸清流失海外的中医古籍现状，确定国内失传的中医药古籍共有220种，复制出版海外所藏中医药古籍133种。2010年，国家财政部、国家中医药管理局设立"中医药古籍保护与利用能力建设项目"，资助整理400余种中医药古籍，并着眼于加强中医药古籍保护和研究机构建设，培养中医古籍整理研究的后备人才，全面提高中医药古籍保护与利用能力。

在此，国家中医药管理局成立了中医药古籍保护和利用专家组和项目办公室，专家组负责项目指导、咨询、质量把关，项目办公室负责实施过程的统筹协调。专家组成员对古籍整理研究具有丰富的经验，有的专家从事古籍整理研究长达70余年，深知中医药古籍整理研究的重要性、艰巨性与复杂性，履行职责认真务实。专家组从书目确定、版本选择、点校、注释等各方面，为项目实施提供了强有力的专业指导。老一辈专家的学术水平和智慧，是项目成功的重要保证。项目承担单位山东中医药大学、南京中医药大学、上海中医药大学、福建中医药大学、浙江省中医药研究院、陕西省中医药研究院、河南省中医药研究院、辽宁中医药大学、成都中医药大学及所在省市中医药管理部门精心组织，充分发挥区域间互补协作的优势，并得到承担项目出版工作的中国中医药出版社大力配合，全面推进中医药古籍保护与利用网络体系的构建和人才队伍建设，使一批有志于中医学术传承与古籍整理工作的人才凝聚在一起，研究队伍日益壮大，研究水平不断提高。

本着"抢救、保护、发掘、利用"的理念，该项目重点选择近60年未曾出版的重要古医籍，综合考虑所选古籍的保护价值、学术价值和实用价值。400余种中医药古籍涵盖了医经、基础理论、诊法、伤寒金匮、温病、本草、方书、内科、外科、女科、儿科、伤科、眼科、咽喉口齿、针灸推拿、养生、医案医话医论、医史、临证综合等门类，跨越唐、宋、金元、明以迄清末。全部古籍均按照项目办公室组织完成的行业标准《中医古籍整理规范》及《中医药古籍整理细则》进行整理校注，绝大多数中医药古籍是第一次校注出版，一批孤本、稿本、抄本更是首次整理面世。对一些重要学术问题的研究成果，则集中收录于各书的"校注说明"或"校注后记"中。

"既出书又出人"是本项目追求的目标。近年来，中医药古籍整理工作形势严峻，老一辈逐渐退出，新一代普遍存在整理研究古籍的经验不足、专业思想不坚定等问题，使中医古籍整理面临人才流失严重、青黄不接的局面。通过本项目实施，搭建平台，完善机制，培养队伍，提升能力，经过近5年的建设，锻炼了一批优秀人才，老中青三代齐聚一堂，有效地稳定了研究队伍，为中医药古籍整理工作的开展和中医文化与学术的传承提供必备的知识和人才储备。

本项目的实施与《中国古医籍整理丛书》的出版，对于加强中医药古籍文献研究队伍建设、建立古籍研究平台，提高古籍整理水平均具有积极的推动作用，对弘扬我国优秀传统文化，推进中医药继承创新，进一步发挥中医药服务民众的养生保健与防病治病作用将产生深远影响。

第九届、第十届全国人大常委会副委员长许嘉璐先生，国家卫生计生委副主任、国家中医药管理局局长、中华中医药学会会长王国强先生，我国著名医史文献专家、中国中医科学院马继兴先生在百忙之中为丛书作序，我们深表敬意和感谢。

由于参与校注整理工作的人员较多，水平不一，诸多方面尚未臻完善，希望专家、读者不吝赐教。

国家中医药管理局中医药古籍保护与利用能力建设项目办公室

二〇一四年十二月

# 许 序

"中医"之名立，迄今不逾百年，所以冠以"中"字者，以别于"洋"与"西"也。慎思之，明辨之，斯名之出，无奈耳，或亦时人不甘泯没而特标其犹在之举也。

前此，祖传医术（今世方称为"学"）绵延数千载，救民无数；华夏屡遭时疫，皆仰之以度困厄。中华民族之未如印第安遭染殖民者所携疾病而族灭者，中医之功也。

医兴则国兴，国强则医强。百年运衰，岂但国土肢解，五千年文明亦不得全，非遭泯灭，即蒙冤扭曲。西方医学以其捷便速效，始则为传教之利器，继则以"科学"之冕畅行于中华。中医虽为内外所夹击，斥之为蒙昧，为伪医，然四亿同胞衣食不保，得获西医之益者甚寡，中医犹为人民之所赖。虽然，中国医学日益陵替，乃不可免，势使之然也。呜呼！覆巢之下安有完卵？

嗣后，国家新生，中医旋即得以重振，与西医并举，探寻结合之路。今也，中华诸多文化，自民俗、礼仪、工艺、戏曲、历史、文学，以至伦理、信仰，皆渐复起，中国医学之兴乃属必然。

迄今中医犹为国家医疗系统之辅，城市尤甚。何哉？盖一则西医赖声、光、电技术而于20世纪发展极速，中医则难见其进。二则国人惊羡西医之"立竿见影"，遂以为其事事胜于中医。然西医已自觉将入绝境：其若干医法正负效应相若，甚或负远逾于正；研究医理者，渐知人乃一整体，心、身非如中世纪所认定为二对立物，且人体亦非宇宙之中心，仅为其一小单位，与宇宙万象万物息息相关。认识至此，其已向中国医学之理念"靠拢"矣，虽彼未必知中国医学何如也。唯其不知中国医理何如，纯由其实践而有所悟，益以证中国之认识人体不为伪，亦不为玄虚。然国人知此趋向者，几人？

国医欲再现宋明清高峰，成国中主流医学，则一须继承，一须创新。继承则必深研原典，激清汰浊，复吸纳西医及我藏、蒙、维、回、苗、彝诸民族医术之精华；创新之道，在于今之科技，既用其器，亦参照其道，反思己之医理，审问之，笃行之，深化之，普及之，于普及中认知人体及环境古今之异，以建成当代国医理论。欲达于斯境，或需百年欤？予恐西医既已醒悟，若加力吸收中医精粹，促中医西医深度结合，形成21世纪之新医学，届时"制高点"将在何方？国人于此转折之机，能不忧虑而奋力乎？

予所谓深研之原典，非指一二习见之书、千古权威之作；就医界整体言之，所传所承自应为医籍之全部。盖后世名医所著，乃其秉诸前人所述，总结终生行医用药经验所得，自当已成今世、后世之要籍。

盛世修典，信然。盖典籍得修，方可言传言承。虽前此50余载已启医籍整理、出版之役，惜旋即中辍。阅20载再兴整理、出版之潮，世所罕见之要籍千余部陆续问世，洋洋大观。

今复有"中医药古籍保护与利用能力建设"之工程，集九省市专家，历经五载，董理出版自唐迄清医籍，都400余种，凡中医之基础医理、伤寒、温病及各科诊治、医案医话、推拿本草，俱涵盖之。

噫！璐既知此，能不胜其悦乎？汇集刻印医籍，自古有之，然孰与今世之盛且精也！自今而后，中国医家及患者，得览斯典，当于前人益敬而畏之矣。中华民族之屡经灾难而益蕃，乃至未来之永续，端赖之也，自今以往岂可不后出转精乎？典籍既蜂出矣，余则有望于来者。

谨序。

第九届、十届全国人大常委会副委员长

许嘉璐

二〇一四年冬

# 王 序

　　中医学是中华民族在长期生产生活实践中，在与疾病作斗争中逐步形成并不断丰富发展的医学科学，是中国古代科学的瑰宝，为中华民族的繁衍昌盛作出了巨大贡献，对世界文明进步产生了积极影响。时至今日，中医学作为我国医学的特色和重要医药卫生资源，与西医学相互补充、相互促进、协调发展，共同担负着维护和促进人民健康的任务，已成为我国医药卫生事业的重要特征和显著优势。

　　中医药古籍在存世的中华古籍中占有相当重要的比重，不仅是中医学术传承数千年最为重要的知识载体，也是中医为中华民族繁衍昌盛发挥重要作用的历史见证。中医药典籍不仅承载着中医的学术经验，而且蕴含着中华民族优秀的思想文化，凝聚着中华民族的聪明智慧，是祖先留给我们的宝贵物质财富和精神财富。加强对中医药古籍的保护与利用，既是中医学发展的需要，也是传承中华文化的迫切要求，更是历史赋予我们的责任。

　　2010年，国家中医药管理局启动了中医药古籍保护与利用能力建设项目。这既是传承中医药的重要工程，也是弘扬优秀民族文化的重要举措，不仅能够全面推进中医药的有效继承和创新发展，为维护人民健康做出贡献，也能够彰显中华民族的璀璨文化，为实现中华民族伟大复兴的中国梦作出贡献。

相信这项工作一定能造福当今，嘉惠后世，福泽绵长。

国家卫生和计划生育委员会副主任

国家中医药管理局局长

中华中医药学会会长

王国强

二〇一四年十二月

# 马 序

　　新中国成立以来，党和国家高度重视中医药事业发展，重视古籍的保护、整理和研究工作。自 1958 年始，国务院先后成立了三届古籍整理出版规划小组，分别由齐燕铭、李一氓、匡亚明担任组长，主持制订了《整理和出版古籍十年规划（1962—1972）》《古籍整理出版规划（1982—1990）》《中国古籍整理出版十年规划和"八五"计划（1991—2000）》等，而第三次规划中医药古籍整理即纳入其中。1982 年 9 月，卫生部下发《1982—1990 年中医古籍整理出版规划》，1983 年 1 月，中医古籍整理出版办公室正式成立，保证了中医古籍整理出版规划的实施。2002 年 2 月，《国家古籍整理出版"十五"（2001—2005）重点规划》经新闻出版署和全国古籍整理出版规划领导小组批准，颁布实施。其后，又陆续制定了国家古籍整理出版"十一五"和"十二五"重点规划。国家财政多次立项支持中国中医科学院开展针对性中医药古籍抢救保护工作，文化部在中国中医科学院图书馆专门设立全国唯一的行业古籍保护中心，国家先后投入中医药古籍保护专项经费超过 3000 万元，影印抢救濒危珍、善、孤本中医古籍 1640 余种，开展了海外中医古籍目录调研和孤本回归工作。2010 年，国家财政部、国家中医药管理局安排国家公共卫生专项资金，设立了"中医药古籍保护与利用能力建设项目"，这是继 1982～1986 年第一批、第二批重要中医药古籍整理之后的又一次大规模古籍整理工程，重点整理新中国成立后未曾出版的重要古籍，目标是形成并普及规范的通行本、传世本。

为保证项目的顺利实施，项目组特别成立了专家组，承担咨询和技术指导，以及古籍出版之前的审定工作。专家组中的许多成员虽逾古稀之年，但老骥伏枥，孜孜不倦，不仅对项目进行宏观指导和质量把关，更重要的是通过古籍整理，以老带新，言传身教，培养一批中医药古籍整理研究的后备人才，促进了中医药古籍保护和研究机构建设，全面提升了我国中医药古籍保护与利用能力。

作为项目组顾问之一，我深感中医药古籍保护、抢救与整理工作的重要性和紧迫性，也深知传承中医药古籍整理经验任重而道远。令人欣慰的是，在项目实施过程中，我看到了老中青三代的紧密衔接，看到了大家的坚持和努力，看到了年轻一代的成长。相信中医药古籍整理工作的将来会越来越好，中医药学的发展会越来越好。

欣喜之余，以是为序。

中国中医科学院研究员

马继兴

二〇一四年十二月

# 校注说明

《银海指南》作者顾锡（？—1811），字养吾，号紫槎，浙江桐乡青镇（今浙江省桐乡市乌镇）人，后寓居松江西郭（今上海市松江区）。师从练市（今浙江省湖州市练市镇）王姓医师，尽得其术。后遍读古今医书，行医实践，终成一代眼科名医。顾锡有一女名淑昭，工诗亦通医理，承其父训。门人有殳芬（字郁芳）、张畹（字兰佩），继其业，为《银海指南》校正并撰写跋文。据朱方增《养吾先生小传》记载，顾锡卒于清嘉庆十六年辛未（1811）。

《银海指南》四卷，又名《眼科大成》，成书于清嘉庆十二年丁卯（1807），于清嘉庆十五年庚午（1810）刊行。该书对眼病的病因病机进行了非常精辟又详尽的论述，被誉为"眼科之指南，医林之圭臬"。

据《中国中医古籍总目》等记载，现存者有 20 余个版本。笔者通过实地调研以及网络数据库检索等途径考察了北京、天津、上海、杭州、苏州、嘉兴、湖州、吉林、长春、南昌、郑州、成都等地现存版本，发现现存版本 18 种，诸多版本中清嘉庆十五年庚午嘉业堂刻本，年代较早、内容较为完整、品相较好，故为底本。清同治五年丁卯扫叶山房刻本内容全面，为主校本。

本次整理，对其内容不删节，不改编，以保持本书之原貌。工作如下：

1. 采用规范简体字和现代标点方法。

2. 底本中笔画有误者（如日曰混淆，己已巳不分，辨辩不分）、出现的异体字（如"努"与"劵"，"着"与"著"，"奀"与"软"，"悞"与"误"）、古今字（如"姪"与"侄"，"眦"与"眥"，"梢"与"稍"）均予径改，不出校记。通假字，一律保留，并出校注。

3. 底本错讹脱衍，则据校本改正或增删，并出注说明，可改可不改者，一般不改，出注录以校本之文，以供读者参考。

4. 顾氏引用他书文献，如有删节改动，凡不失原意者，置之不论，以保持本书原貌；出入过大或错讹者，据其出处改正，并出注说明。

5. 规范所载中药以及穴位名称（如"蒌蕤"今作"葳蕤"、"蛇退"作"蛇蜕"、"凤皇退"作"凤凰蜕"、"栝蒌"作"瓜蒌"、"龟版"作"龟板"、"湧泉"作"涌泉"等）。

6. 对于不常用或难以理解的字和词，予以注音注释。

7. 原书为竖排版，现改为横排，故凡指方位的"右""左"，均相应地改为"上""下"。

8. 底本无例言、跋二三，据清嘉庆十五年庚午三友草堂刻本（中国中医科学院图书馆藏）、清同治五年丁卯扫叶山房刻本（成都中医药大学图书馆藏）补。

# 朱 序

　　天下之目瞽①于病者半，瞽于医者亦半。医者自瞽其心，而欲不瞽天下人之目，势必不能。余二十年中，走南北数千里，见医者千百辈，医目者亦百十辈，其能起沉疴、疗痼疾，曾不得数人焉。而因噎废食者，遂创目不医不瞎之说。呜呼！是说起而天下之目胥②受其祸矣。然亦由不善治目者之有以祸之也。桐乡顾养吾先生，悯天下之目受其祸，而不能遍为之救，乃出生平所学，参以古大家之论，著为《银海指南》四卷。辨轮廓，所以明经络也；戒钩割，所以养精血也。至于七情六淫，分致疾之原；五脏六腑，表主病之象。辨脉辨舌，不厌其详；用药用方，贵充其类。可兼症患病情之变，存医案准治法之宜。可谓大无不包，细无不入已。前年冬，余以先大夫忧③旋里④，获读先生书，知先生之学，固不仅以治目名也。忆乾隆庚戌间，伯兄遇目疾逾半载，手足复肿痛不能运动，诸医以温凉补泻之药轻投之，两目几瞽而余疾不少衰。迨后先生至，笑谓先大夫曰：是湿热壅滞所致，疗之至易。如其法而患痊。盖先生之于医无不通，而治目其绪余耳。先生与先大夫为莫逆交，余少时习闻先生教，略通《素问》《灵枢》之义。今海内莫不宗仰先生，得是书以广其传，庶几言医者不致瞽其心，而天下之人亦不致瞽其目也。

　　是为序。

嘉庆己巳冬世愚侄海盐朱方增拜撰

---

① 瞽（gǔ 鼓）：瞎，盲，不明也。

② 胥（xū 须）：全，都。

③ 忧：即丁忧，指父母之丧。

④ 旋里：即返回故乡。

# 张 序

《灵枢·大惑论》曰：五脏六腑之精气，皆上注于目而为之精。目贵乎湛然常清也。自外有六淫，内有七情，病之及于目者多矣。倘治之不善，或至贻害终身者有之。仆尝见业是科者，或窃取数方，或合成点药，便悬轮廓图，诩诩然自矜为专科。至问其病之所以然，则茫乎不知其所自来。噫！是盲医也，尚可以治目乎哉？桐乡养吾顾先生，以眼科名于时，人之患目者，远近争趋之。仆习闻病目者曰：吾之目赖先生而存。或又曰：吾之目微①先生几废。窃疑先生医目如是之神，必有不传之秘，独得之奇，故能超绝恒流②，取誉当世。今观先生之论，与所著之案，始知先生之学，于凡六淫之感，七情之伤，必先有以澈乎其源，而后施以补泻温凉之剂，以故投无不利，病无不起。然则先生之于医，不尚异，不矜奇，只于受病之源看得透耳。医师之良，孰逾于是。是即以先生之学治他病，亦何所往而不宜耶。今乃以眼科名，是亦未以足尽先生也。然以眼科名，亦见先生之全力，尽在于眼科矣。兹本其救世之心，出此《指南》示人，俾治目者不至误于他歧。或补或泻，或补泻兼行，各得其道。于以复其光明之体，岂非斯世之人一大快乎哉。

是为序。

嘉庆十有四年岁次己巳孟夏之月海昌张起鳞拜撰

---

① 微：无，非，没有。
② 恒流：恒，常也。恒流，寻常的医生。

# 题 词

　　吾读华元化著《中藏经》，曾闻治眼良法求空青①。五轮八廓，递运水火木金土；经络精血，苞含元气无留停。六淫七情或客感，天和岁气偶尔生畦町②。治之非难亦非易，要在心细手乃灵。温凉补泻各异用，先保神膏③一点无伤刑。针金屑玉神乎技，一或不中，往往残其形。真人思邈久不作，绘图标证徒丁宁④。谁欤闲邪⑤守正法，遍与盲瞽开昏冥。桐溪髯叟⑥名儒列，去翳还睛得真诀。熟精《灵》《素》穷医藏，艺成何止肱三折⑦。读书多自活人多，请药叩门时不绝。闭来石室手著书，迥与《宝镜》《元机》《阳秋》《铁镜》诸家有区别。迷途喜有车指南，十手传钞无暂歇。岁在嘉庆庚午冬，爰命梓人寿剞劂⑧。医林从此得指归，咸免骑墙⑨趣败阙⑩。永为银海⑪作

---

①　空青：出自《华佗神方》。空青为点眼神药，天产者极不易得，以人工种之，其效不殊。

②　畦町（qítǐng 奇挺）：原意指田地的界限，此处引申为超过界限，即生病。

③　神膏：眼内透明的半胶冻状物质，此处指眼目。

④　丁宁：同"叮咛"，谓再三告示也。

⑤　闲邪：防邪也。

⑥　桐溪髯叟：指作者顾锡。

⑦　肱三折：三，多次。肱，肱骨。《左传·定公十三年》："三折肱，知为良医。"后以"肱三折"比喻经反复实践而精于医术之人。

⑧　剞劂（jījué 机绝）：剞，曲刀；劂，曲凿。此指雕版刻印。

⑨　骑墙：左右为难，无有定见。

⑩　趣败阙：趣，同"趋"，趋向。败阙，即过失。

⑪　银海：指眼科。

津梁，万古高悬霜夜月。

　　养吾先生《银海指南》刊成，谨赋小诗，奉呈粲政。

长塘鲍廷博拜手时年八十有三

# 例 言

——医学十三科，眼医其一也。所以分门者，正欲其专门也。《周礼》医师为医官长，下四官各有所掌。然疾医不使之疗疡，内外之症异，惧不专也。是编原为治目，其中有涉及他症者，大略而已，不及详也。

——华元化《中藏经》载治眼四方并种空青一法。唐孙真人思邈著《银海精微》，绘图标症，末有《龙树禅师龙木论》一卷，疑后人伪托，概难凭信。

——《东垣十书》、《丹溪纂要》、倪仲贤《原机启微》载于薛案中，具有发明，足资考镜。

——《内经》司天运气，岁分五运，时分六气，金木水火土，有太过不及，二太、二少、厥阴、阳明有胜复客主，故生化收藏，尊乎时令，编中采其大略，所谓必先岁气，毋伐天和。

——人之受病，不过六气七情及杂症五字。陈无择所谓内因、外因、不内外因三者而已。然必审其是内是外不内外，真知灼见，然后施治。若初起先自骑墙，处方岂能中的，医必有方，医不执方也。

——李东垣、朱丹溪、张子和、王节斋、汪石山、许叔微、薛立斋诸先生，于眼科皆有医案，余向来私淑。然余遇症，必尽心推详，以此获效良多，兹存几案，亦鸿雪①之意耳。

——开导之法，如《宝镜》《元机》《阳秋》《铁镜》诸

---

① 鸿雪：也称"鸿雪踪"，原指鸿鸟在雪上留下的爪印，代指事情的痕迹。

书，载之甚详。然以利刃烈炬，杀伐此一寸之瞳神，其目尚有全理乎。凡胬肉痛肿高凸，乃血气为六淫所侵，凝而不散所致。行血祛邪，耐心调养，自然消退。若妄试锋镝①，痛伤元气，立见其败矣。余故不为也。

——集中所引诸书，不取隐僻，但取理明词达。昔薛立斋三代以下名医也，与其门人论理学为多，盖医理即儒理也。有读书不能医者矣，未有不读书而能医者也。余不能读书，医或间有天幸，及门中疑余有秘术，余因忆向时闻见所及者，述此编以示之，深愧诞妄。大雅君子，幸教以所不逮焉。

---

① 锋镝（dí 迪）：镝，原指箭头。锋镝，泛指眼科手术工具。

# 养吾先生小传

公讳锡，字养吾，紫槎其别号也。先世吴人，始祖隐元公仕宋熙宁中，领馆阁同修《经武要略》，随高宗南渡，居于归安之韶林。十四传至竹崖公，始迁乌镇，建富春园以读书。又三传至盟鸥公，顺治己丑进士，刑部四川司郎中，是为公之高祖。公累世清德，至父明远公，家益落。公慨然思所以养亲者，遂弃举子业。闻栋市①王先生精岐黄术，往从之，尽得其秘。复遍读古今言医者之书。时同里有徐某，以治目著声，四方冠盖，辐辏②其户。有不效者，咸归咎于疾。或劝诣公治，辄不信，间有诣者，治辄效，始稍稍知公。迨后徐所不能治者，公无不应手愈，而公之名遂噪过于徐。远近币聘无虚日，公悉以所得佐甘旨③，奉讳④后窀穸⑤尽礼。与兄铭常先生同居数十载，抚其二子成立，又为之授室置田宅。后移居松郡之西郭，铭常先生常往来其间，暮景怡怡⑥，皆仰藉于公。其他赒恤⑦族党，设王先生墓田，尤见公之高谊焉。公平生不轻然诺，丰颐修髯，豁达有大度，与先大夫交最久。余年十四五时，侍先大夫侧，闻公绪论，皆忠厚笃挚，有关世教者。岁丁卯先大夫辞世，公哭之恸。越五年，公卒。无子，以侄师濂、嗣女淑昭工诗通医

---

① 栋市：即练市，今浙江省湖州市练市镇。
② 辐辏：形容人聚集像车辐集中于车毂一样。
③ 甘旨：供养父母的美好食物。
④ 奉讳：谓居丧。
⑤ 窀穸（zhūnxī 谆西）：指墓穴、埋葬，引申为逝世。
⑥ 怡怡：特指兄弟间和睦的样子。
⑦ 赒恤：周济救助。

理，承公训也。方公疾将亟①，亲卜地于海盐之甘泉乡，与先大夫墓相邻近，曰：吾生为莫逆，死亦欲从之游耳。呜呼，若公之孝友笃信，虽求之古人，不易得也。所著有《银海指南》若干卷行世。

赐进士出身诰授荣禄大夫内阁学士兼礼部侍郎
文渊阁直阁事提督江苏学政
世愚侄朱方增顿首拜撰

---

① 亟：意为极，言病极重。

# 像 赞①

君为眼医，怪眼嵌月。拆翳如屋，衔刺斯拔。以无量光，求其蚀阙。今虽往矣，书传遗诀。启示后来，云披雾豁。

楞伽山人王芑孙赞

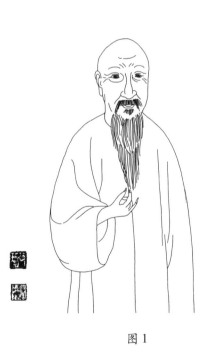

图 1

---

① 像赞：原无，据体例增。

# 目 录

① 秘制眼药法：原作"制甘石法"，据正文改。

# 卷　一

## 守正辟邪论

圣人立法以治天下，皆取乎正。人生天地间，六气感于外，七情伤于内，加以饥饱劳役，其病固难枚举，余惟以目病言之。夫目为肝窍，轮分五脏，肾水涵之，胆汁统之。凡有所感，皆能为患。惟审其虚者补之，实者泻之，或邪盛正虚，补中兼泻，泻中兼补，此正法也。不谓正法失传，而邪法纷起，受其害者，可胜道哉，不得不严为辨之。如有以针挑其上下胞者，先出其血，后以金器擦其内睑，久之必生翳障，盖血伤邪不散也。有以舌䑛其目珠者，博古人孝感之名，而非出于诚心，往往伤破其珠。盖舌乃心之苗，瞳神为肾之精，以心火克其肾水故也。有食辛辣，饮烧酒，烘火向日，谬云以热攻热。是赍①敌以粮、授贼以刃也。有刮指甲金玉等屑点眼者，以脆嫩之质，而受坚刚之克，岂有不伤之理乎。有以黄连汤、薄荷汤、泥浆、井水、鸡子清、水晶、金银等物，取其凉气以熨洗，必致血凝变症，诚可虑也。更有一种医人，不察形色部位，脏腑经络，辄用菊花洗心散、龙胆四物汤、三黄汤、羊肝丸之类，随症乱治，此真徐灵胎所谓劣医矣。大抵目病以肝肾为本，舍本而从标，皆非正法受法。邪正之辨，彰明较著，儒家有正宗，医家亦有正宗，学人慎毋惑于旁门也。

---

① 赍（jī 机）：赠送。

## 面部定位图

《灵枢经》曰：鼻者肺之官，目者肝之官，口唇者脾之官，舌者心之官，耳者肾之官。经络气血，皆上于面而走空窍。其精阳气上走于目而为睛，其别耳而为听，其宗气上出于鼻而为臭，其浊气出于胃，走唇口而为味[1]。上下胞睑属脾土，为肉轮。大眦属心君火，小眦属心包络相火，为血轮。白睛属肺金，为气轮。青睛属肝木，为风轮。瞳神属肾水，为水轮。

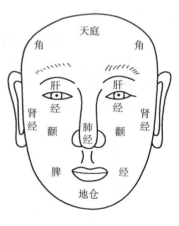

面部五经所属之图

## 五轮八廓大略

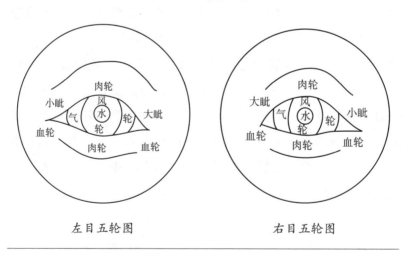

左目五轮图　　　　　　右目五轮图

———————————————————————

① 走唇口而为味：《灵枢·邪气脏腑病形》作"走唇舌而为味"。

五轮者，五脏精华之发现也。八廓者，脏腑部位之所在也。病发定在五轮，而病之浅深进退，必于八廓验之。左目为阳，阳道顺行，故廓之经位法象，亦以顺行。右目为阴，阴道逆行，故廓之经位法象，亦以逆行。

《灵枢·大惑论》曰：五脏六腑之精气，皆上注于目而为之精。精之窠为眼，骨之精为瞳子，筋之精为黑眼，血之精为络，其窠气之精为白眼。肌肉之精为约束，裹撷筋肉血气之精而与目①并为系，上属于脑，后出于项中。

目之五轮八廓，《内经》未著其名，故其言曰骨之精为瞳子，肾主骨，在色为黑，是即所谓黑睛之水轮也。筋之精为黑眼，肝主筋，在色为苍，是即青睛之风轮也。血之精为络，心主血，在色为赤，是即大小眦之血轮也。其窠气之精为白眼，肺主气，在色为白，是即白睛之气轮也。肌肉之精为约束，脾主肌肉，在色为黄，是即上下胞之肉轮也。然则五轮本于五经，《内经》已言之，后人特命之名耳。又曰裹撷筋骨血气之精，而与脉并为系，是即八廓之先路也。五轮在外，有形可见，八廓在内，无迹可寻。故或言八廓，有名无位也。兹余俱录其文而分注之，知轮廓之说为有根柢云。养吾氏识。

① 目：《灵枢·大惑论》作"脉"。

# 八廓图

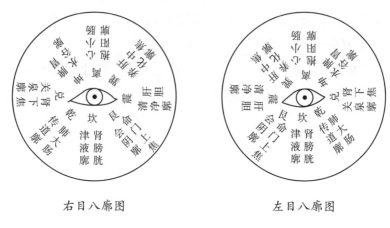

右目八廓图　　　　　　　　　左目八廓图

## 五轮解

　　目有五轮，禀于五行，原于五脏，轮取圆转层护，犹之周庐环卫，以奠皇居也。盖金之精，腾结而为气轮。木之精，腾结而为风轮。火之精，腾结而为血轮。土之精，腾结而为肉轮。水之精，腾结而为水轮。气轮者，目之白睛是也，内应乎肺，西方庚辛申酉之金，肺主气，故曰气轮。金为五行之至坚，故气轮亦坚于四轮，居外而为固也。风轮者，白睛内青睛是也，内应乎肝，东方甲乙寅卯之木，肝木生风，故曰风轮。此轮青翠，内包膏汁，有涵养瞳神之功，其色青，故目青莹者为顺也。血轮者，目大小眦是也，内应乎心，南方丙丁巳午之火，心主血，故曰血轮。有两心而无正轮，心君火也，通于大眦，命门为小心，小心相火也，通于小眦。火尚赤，故取红活者为顺也。肉轮者，目两胞是也，中央戊己辰戌丑未之土，内应乎脾，故曰肉轮。夫土为五行之主，故四轮亦为脾所包涵。土主静，故目闭则静而不用，此藏纳归静之用也。脾有两叶，摩化水谷，目有两胞，动静相应。其色尚黄，得血为润，故目之两胞以黄泽为顺也。然四轮者，皆不能鉴物，惟逐层兜裹以保水轮。水轮者，内应乎肾，北方壬癸亥子水也。肾属水，故曰水轮。中有黑莹一点，为能鉴万类，察秋毫，所谓瞳神者也。五轮具而后为全目，目全而后为完人。治目者，可弗明辨之乎？

## 八廓解

夫五轮为捍御之司，周防于外。八廓为转运之使，应接于内。廓取恢廓①之意，经言使道坠以长，盖人身面部，自齿以后至会厌深三寸半，咽门至胃长一尺六寸，则脏腑之于目，相去甚远。廓其输将精液之道路，犹之经涂九轨②，以通往来也。乾居西北，络通大肠之腑，脏属于肺，肺与大肠为表里，上运清纯，下输糟粕，为传送之官，故曰传道廓。坎居正北，络通膀胱之腑，脏属于肾，肾与膀胱为表里，乃真水之源，以输精液，故曰精液廓。艮位东北，络通上焦与命门，上焦与命门会合诸阴，分输百脉，故曰会阴廓。震位正东，络通胆之腑，脏属于肝，肝与胆为表里，主运清纯，不受污浊，故曰清净廓。巽位东南，络通中焦与肝之络，肝络通血，以滋养中焦，分气血以为化生，故曰养化廓。离居正南，络通小肠之腑，脏属于心，心与小肠为表里，为诸阳受气之胞，故曰抱阳廓。坤位西南，络通胃之腑，脏属于脾，脾与胃为表里，主纳水谷以养生，故曰水谷廓。兑位正西，络通下焦与肾之络，肾络与下焦主持阴精，养化生之源，故曰关泉廓。夫脏腑之相配，《内经》已有

---

① 恢廓：宽阔，博大。

② 经涂九轨：语出《周礼·考工记·匠人》："国中九经九纬，经涂九轨。"此处代指很宽的道路。

定法，至三焦之分发肝肾者，此目之脉络配法也。盖目窍于肝，主于肾，故有二络之分发。察乎二目经络之间，昭然可见矣。

## 轮廓解

古云：经络不明，盲子夜行，验廓之病，与轮不同。轮以通部形色为断，而廓以轮上之经络为形症。或粗细连断，或虬直赤紫，其脉起于何部，侵及何部，以辨病在于何脏，及受病之浅深轻重，血气之虚实盛衰，邪气之自病传病，经络之生克顺逆而施治之耳。有以八廓如三焦，有名而无实，不知以八廓比三焦，则八廓尤为易辨。三焦在内而不见，但有膈上膈下之分。八廓见症分明，显有丝脉之可辨，焉得谓有名无实哉！

## 运气总论

《素问·天元纪大论》曰：天有五行，以御五位。当其位则正，过则淫。五行者，金木水火土也。五位者，甲乙位东，丙丁位南，庚辛位西，壬癸位北，戊己位中宫。盖天数五，而五阴五阳为十干，地数六，而六阴六阳为十二支。然天干之五，必得地支之六以为节；地支之六，必得天干之五以为制。如子午之上，为少阴君火。丑未之上，为太阴湿土。寅申之上，为少阳相火。卯酉之上，为阳明燥金。辰戌之上，为太阳寒水。巳亥之上，为厥阴风木。是六气之在天，而以地支之六为节也。甲己为土运，乙庚为金运，丙辛为水运，丁壬为木运，戊癸为火运。是五行之在地，而以天干之五为制也。以地支而应天之六气，以天干而合地之五行，而后六甲成、岁气备。又曰：在天为风，在地为木。在天为热，在地为火。在天为湿，在地为土。在天为燥，在地为金。在天为寒，在地为水。盖无形者，即于有形测之，天地虽大，了如指掌矣。

《五运行大论》曰：风为肝，肝生筋，筋生心，火为心；心生血，血生脾，湿为脾；脾生肉，肉生肺，燥为肺；肺生皮毛，皮毛生肾，寒为肾；肾生骨髓，骨髓生肝。此运气相生之序也。又曰：风伤筋，燥胜风；热伤气，寒胜热，湿伤肉，风胜湿；燥伤皮毛，湿胜燥；寒伤血，燥胜寒。此运气相胜之道也。

《六微旨大论》曰：相火之下，水气承之；水位之下，土气承之；土位之下，风气承之；风位之下，金气承之；金位之下，火气承之；君火之下，阴精承之。此运气承制之理也。《医学纲目》曰：风木盛则病化风，燥金盛则肝为邪攻，而病亦化风。寒水盛则病化寒，湿土盛则肾为邪攻，而病亦化寒。燥金盛则病化郁，火热盛则肺为邪攻，而病亦化郁。湿土盛则病化湿，风木盛则脾为邪攻，而病亦化湿。火热盛则病化火热，寒水盛则心为邪攻，而病亦化火热。此运气移化之过也。

张子《正蒙》曰：阴阳之精，互藏其宅，则各得其所安。若阴阳之气，则循环迭至，聚散相荡，盖相兼相制，欲一之而不能。朱子曰：五行各一其性，然一物又各具五行之理，故气有余，则制己所胜而侮所不胜。其不及，则己所不胜侮而乘之，己所胜轻而侮之。人在气交之中，天气通于鼻，地气通于口，感而受之，为病万端。而目疾特九窍之一耳，治之如法，应手可愈。惟在辨明运气之胜复，则药与症合，不至孟浪投剂矣。

《素问·五运行大论》曰：天地者，万物之上下；左右者，阴阳之道路。上谓司天，位在南方，则面北立，左右乃左西右东也。下谓在泉，位在北方，则面南立，左右乃左东右西也。故上下异而左右殊，天气右旋而降于下，地气左旋而升于上。左右周天，余而复会也。如寅申岁，司天少阳火气，左间阳明燥气，右间太阴湿气，在泉厥阴风气，左间少阴热气，右间太阳寒气。卯酉岁，司天阳明燥气，左间太阳寒气，右间少阳火气，在泉少阴热气，左间太阴湿气，右间厥阴风气。辰戌岁，司天太阳寒气，左间厥阴风气，右间阳明燥气，在泉太阴湿气，左间少阳火气，右间少阴热气。巳亥岁，司天厥阴风气，左间少阴热气，右间太阳寒气，在泉少阳火气，左间阳明燥气，右间太阴湿气。子午岁，司天少阴热气，左间太阴湿气，右间厥阴风气，在泉阳明燥气，左间太阳寒气，右间少阳火气。丑未岁，司天太阴湿气，左间少阳火气，右间少阴热气，在泉太阳寒气，左间厥阴风气，右间阳明燥气。司天主上半年，自大寒日后，通主上半年也。在泉主下半年，自大暑日后，主下半年也。

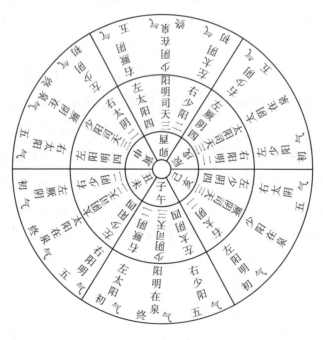

运气司天在泉图

《运气全书》云：阴阳相遘①，分六位而寒暑弛张。日月推移，运四时而气令更变，自十二月中气大寒日，交木之初气，次至二月中气春分日，交君火之二气，次至四月中气小满日，交相火之三气，次至六月中气大暑日，交土之四气，次至八月中气秋分日，交金之五气，次至十月中气小雪日，交水之六气，每气各主六十日八十七刻半，总之乃三百六十五日二十五刻，共周一岁也。若岁外之余，及小月之日则不及也。厥阴木为初气者，方春气之始也。木生火，故少阴君火，少阳相火次之，火生土，故太阴土次之，土生金，故阳明金次之。金生水，故太阳水次之。

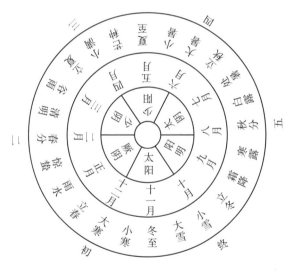

交六气时日图

# 六气总论

《素问·天元纪大论》曰：天有五行，以御五位，以生寒暑

---

① 遘（gòu）：相遇。

燥湿风火，是为六气。当其位则正，过则淫。人有犯其邪者，皆能为目患。风则流泪赤肿，寒则血凝紫胀，暑则红赤昏花，湿则沿烂成癣，燥则紧涩眵结，火则红肿壅痛。风宜散而寒宜温，暑宜清而湿宜利，燥宜润而火宜凉。辨之既明，治亦易也。然其中有相挟而来者，盖风为百病之长，如挟寒、挟暑、挟湿、挟燥、挟火之类，有相从而化者，如风邪化火、寒邪化火、湿邪化火、燥邪化火之类，风邪发于前，火邪继于后，故凡人之病目者，皆以为风火也。然风火之症，最宜详辨，苟一见火症，无论有风无风，多从散治，鲜不为害。风本阳邪，必有外感，方是真风。因风生热，风去火自息，此宜散之风也。若无外感，只因内火上炎，热极生风，热去风自息，此不宜散之风也。又有相杂而至者，以四时言之。冬月致病只三字，风寒火是也。春兼四字，风寒湿火是也。夏兼五字，风寒暑湿火是也。秋只四字，风寒燥火是也。然其中有伏藏，有变化，亦不得执一而治。奈何医者治目，初起红肿眵泪，不问何邪，概行表散；散之不效，随用和解；解之不去，随用清凉；凉之不效，继以补益。幸则引为己功，不幸则委之天命，恬不为怪，良可叹也。余着此论，一一剖悉，使纷纭错杂之症，不至混淆。更以脏腑经络形色脉象参之，无遁情矣。

## 风

《素问·金匮真言论》曰：天有八风，经有五风。《灵枢·九宫八风》篇曰：大弱风、谋风、刚风、折风、大刚风、凶风、婴儿风、弱风，是为八风。五风者，肝为木，木旺生风。肺为金，火旺金刑则生风，水冷金寒则又生风。脾为土，土湿生风，燥亦生风。心为火，火炎风自出。肾为水，水衰相火生风。是为五风。八风由外，五风由内，目为外风所伤，其症眵泪肿痛，星翳渐侵，且风或挟热，则先头痛，眵粘眊臊①，赤肿羞明。风或挟湿，则多泪作痒，沿烂恶明。风或挟燥，则眵硬多泪，眼皮紧急。风或挟寒，则时流冷泪，微赤羞明。若神光泛白，视物昏朦，渐成内障，其痛时作时止，此由血虚火旺，内风所伤。治法在表者散之汗之，挟热凉散之，挟寒温散之，湿则汗之，燥则润之，但宜兼用和血之品。所谓治风先治血，血行风自灭也。至诸内风所伤，切不可升提发散。盖气血大亏之人，邪中于里，不能发泄，宜大补气血，使邪外越。又有平素阴亏者，厥阳内动，微感伤阴，即宜养阴平肝，使邪自散。若过用风药，益动热而耗阴矣。至半表半里之症，当以和解为先。然外风易治，内风难除。吴鹤皋曰：芜防之属，可以治外风，而内风非其治也。旨哉斯言，学人能体会之，思过半矣。

## 寒

《素问·阴阳应象大论》曰：北方生寒，寒生水。《至真要大论》曰：诸寒收引，皆属于肾。《天元纪大论》曰：太阳之上，寒气主之。盖运气自霜降以后，春分以前，正属太阳寒水用事，设触冒严寒，即伤膀胱寒水之经。头疼腰强，发热恶寒，因循不治，传变多端。上乘空窍发为目病，冷泪翳障，视物昏花。若复兼湿，则邪滞太阴，胬肉壅肿，兼火则刑克肝阴，遂生白障。兼风则迎风流泪，云翳满遮。兼痰则睥②生樱核，目睛赤涩。兼郁则眼倦慵开，气滞光暗，辨症分治，庶无遗误。即有一二寒盛热生，外多火象，亦宜养阴清热。若过用寒凉，遏抑阳气，不免星障凝滞矣。然此属外寒所致。若内寒则人身

---

① 眊臊：昏花不明。
② 睥：眼睑。

脏腑自有之病，《素问·阴阳应象大论》曰：阴胜则身寒。人生真阳之气，寄于右肾，寒则无以作强，而技巧不出矣。膀胱寒则三焦之气不化，而水道不行矣。脾胃寒则不能蒸腐水谷，而五味不出矣。肝胆寒则将军无决断，而谋虑不出矣。大小肠寒则变化不行，而二便闭矣。心包寒则神明衰，而万事不能应矣。目为五脏之精华，禀天阳之真气，若为阴寒所制，必至失光昏眊，内障遮睛，宜温补气血以助真阳。《至真要大论》曰：治寒以热。又曰：热因寒用。又曰：诸寒之而热者，取之阴。王海藏曰：热之不热，责其无火，益火之源，以消阴翳。参芪桂附，即夏月何妨选用。不待水冰地坼，然后为真寒症也。此外又有中寒、伏寒、挟寒诸症，种种不同，大抵治法务在调和营卫，祛寒散邪而已。

## 暑

《素问·刺志论》曰：脉①虚身热，得之伤暑。又曰：暑为阳邪，而东垣治暑，则有阴阳动静之分。或广厦招凉，以伤其外，或恣食生冷，以伤其内，此静而得之为阴暑。农人耕耨于田中，征夫奔走于道路，此动而得之为阳暑。阴暑宜温，阳暑宜清。赵养葵谓暑病与热病相似，但热病脉盛，暑病脉虚耳。盖伤暑者，脉必濡弱，或弦细芤迟，身体发热，与四时感冒无异。惟舌红口渴、小便短赤为辨。其分见于五脏者，心为火，故暑先入心。暑伤气，肺主气，故火旺金刑。又长夏湿土司令，脾恶湿，得暑则脾土之施化不行。肝肾同位下焦，俱有相火，肝得暑而龙火以起，肾得暑而雷火以升。五火并炽，势等燎原，上延于目，则赤障肿痛，眵泪如脓。治法或辛凉表散以发其汗，

---

① 脉：《素问·刺志论》作"气"，《甲乙经》作"脉"。

或清热养阴以通利小便，务使暑邪外达，不致陷伏伤阴。若盛暑之时，猝然暴中，则当以凉解为主。惟怯弱之人，内无所御，外受暑邪，则凉解之中，必兼辅正，如清暑益气汤之类是也。又或暑邪内伏，待深秋收藏之际，猝然骤发，倾刻之间，遂至不救，甚或刑克肾阴，瞳神伤损。凡见此症，即宜凉补真阴。倘伏藏虽久，其发甚缓，秋冬之间，目赤肿痛，亦宜仍用清暑之剂。临症细辨，不患治丝之棼①也。

### 湿

《素问·生气通天论》曰：因于湿，首如裹。《至真要大论》曰：诸湿肿满，皆属于脾。《水热穴论》曰：肾何以主水？肾者至阴也，至阴者盛水也；肺者太阴也，太阴者冬脉也，故其本在肾，其末在肺。王好古曰：水者，脾、肺、肾三经所主，有五脏六腑十二经之部分，上头面，中四肢，下腰脚，外皮肤，中肌肉，内筋骨。盖脾胃者土也。饮入于胃，游溢精气，下输于脾，脾气散精，上归于肺，肺者土之子也。肺气盛则清肃令行，通调水道，下输膀胱，而肾者肺之子，胃之关也。肾气化则二阴通。而三焦者决渎之官，水道出焉。肝肾二经之相火，游行于五者之间，上承天道之施化，下佐地道之生发，与手厥阴心包为表里，以行诸水，岂有泛溢停滞之患。若脾胃虚弱，肺无禀受，而气道不通，由是四海闭塞，三焦不泻，日久熏蒸，郁为湿病。然此为内伤之湿。若外感之症，在天有雨露霜雾之湿，在地有沮洳潮瘴②之湿，饮食有酒浆之湿，衣被有汗液之

---

① 治丝之棼（fén 坟）：语出《左传·隐公四年》。指理丝不找头绪，就会越理越乱。比喻解决问题的方法不正确，使问题更加复杂。

② 沮洳（jùrù 据入）潮瘴：沮洳，低下阴湿；潮瘴，潮湿瘴气。

湿，阳盛则火旺，湿且化热，阴盛则水旺，湿又化寒，风可祛湿，湿更挟风，燥可除湿，湿还胜燥，内因外因，随经触发，上攻头目，症现各殊。脾湿则多眼癣眼菌，肺湿则多黄膜，心经湿则多胬肉如脂，肝经湿则多星障，黑珠如雾混浊，肾经湿则瞳神呆钝色淡，昏眊无光。治法风药可以胜湿，燥药可以除湿，淡药可以渗湿，泄小便可以引湿，利大便可以逐湿，吐痰涎可以却湿。湿而有热，苦寒之剂燥之，湿而有寒，辛热之剂燥之。至于脾肾俱虚，水溢为病，则须培土填精，标本兼治，此东垣《脾胃论》所以谆谆于后天补救也。

## 燥

《内经》论四时主病之原，独遗燥症。喻嘉言以秋伤于湿一语正其误为秋伤于燥，而千古疑义晰矣。盖燥为金气，秋时为阳明燥金司令，其气肃杀，故草木黄落。《素问·天元纪大论》曰：阳明之上，燥气主之。《气交变大论》曰：岁金太过，燥气流行。又曰：诸涩枯涸，干劲皴揭，皆属于燥。《至真要大论》曰：诸气愤郁，皆属于肺，喻嘉言谓属于肺之燥也。又曰：诸痿喘呕，皆属于上，亦属于肺之燥也。或因蓄热胜湿而燥，金衰津耗而燥，或猝感寒邪，阳气郁于外而燥，或恣食生冷，阳气郁于内而燥，或因于湿，湿化热而燥，或因于风，风胜湿而燥。王好古有减气而枯，有减血而枯。李时珍曰：枯者燥也。上燥则渴，下燥则结，筋燥则强，皮燥则揭，肉燥则裂，骨燥则枯，肺燥则痿，肾燥则消。目之白珠肺也，燥则眵干作痒。目之黑珠肝也，燥则翳障模糊。目之瞳子肾也，燥则睛光昏眊。心为火，燥则心阳上浮，红丝系绊。脾为土，燥则脾阴涩缩，黄膜牵遮。治法宜养营润燥，补肺清金。至于阴分素亏，胆汁不充，或胆经焦耗，则一点神膏，涸可立待，亟宜滋补真阴，使水液自生，则光华渐复矣。

## 火

朱丹溪曰：太极动而生阳，静而生阴，阳动而变，阴动而合，生水火木金土，各一其性，惟火有二，曰君火属心，相火属肝肾。《素问·阴阳应象大论》曰：壮火散气，少火生气。又病机十九条，属火者五。火内阴而外阳，主乎动者也。故凡动皆属火，人身肺为生水之源，肾为盛水之府。火性妄行，元气受伤，水源易涸。《逆调论》所谓一水不能胜二火者此也。又有厥阳脏腑之火，根于五志之内，六欲七情激之，其火随起，故忿怒则火起于肝，醉饱则火起于胃，房劳则火起于肾，悲哀则火起于肺。心为君主，自焚则死矣。《解精微论》所谓一水不能胜五火者此也。有脏腑相移者，肝移热于胆，心移热于小肠之类也。有盛衰克制者，心火盛克肺金，肝火盛克脾土之类也。张子和曰：目不因火则不病，白轮变赤，火乘肺也。肉轮赤肿，火乘脾也。黑水神光被翳，火乘肝与肾也。赤脉贯目，火自盛也。此即五志之火，由内而生。若天行时热，乃外来之邪火，有感其令气者，其目红肿痒痛，泪如脓水，畏热羞明，舌红口渴。五志之火，宜降其虚阳，滋其肺肾，水旺则火自平。外来之火，宜升阳以散之，苦寒以泻之，火郁发之之义也。其有阳虚阴胜，火不归源，目虽赤肿，而脉转软弱者，治宜温补扶阳。王太仆所谓益火之源，以消阴翳是也。又有水衰火盛，心肾不交，目光昏眊，脉象浮洪者，治宜养阴滋水。王太仆所谓壮水之主，以镇阳光是也。

## 七情总论

喜怒忧思悲恐惊，是为七情。然七情不越五志，心在志为喜，肝在志为怒，脾在志为思，肺在志为忧，肾在志为恐。悲属心包，附于心，惊属胆，附于肝，此七情之生于五志也。心怵惕思虑则伤神，脾忧愁不解则伤意，肝悲哀恸中则伤魂，肺喜乐无极则伤魄，肾盛怒不止则伤志，恐惧而不解则伤精。此五志之伤于七情也。怒则气上，喜则气缓，悲则气消，恐则气下，惊则气乱，思则气结。此七情本经之形证也。怒伤肝，悲胜怒，喜伤心，恐胜喜，思伤脾，怒胜思，忧伤肺，喜胜忧，恐伤肾，思胜恐。此七情相胜之次第也。喜与悲忧相反，怒与惊恐相反，思则无有所反，乃土位建极于中州也。喜与怒相因，悲忧与惊恐相因，思则各有所因，乃土德寄旺于四时也。东垣云：治目不理脾胃，非其治也。其亦有鉴于此欤。但目之为病，由于六淫者易治，由于七情者难治。盖喜太过，则肾气乘矣，怒则肝气乘矣，悲则肺气乘矣，恐则脾气乘矣，忧则心气乘矣。一经自具一气，一经又各兼五气，五五二十五气，变化难穷，苟不得其要，终难获效。然七情中悲伤心胞，惊伤胆者，间或有之。喜伤心，忧伤肺者，绝少也。惟思伤脾，恐伤肾，怒伤肝者最多。诚能存养此心，使志意和平，精神澹定，悲怒不起，惊忧不扰，则天君泰然，百体从令，自然勿药有喜，何必乞灵于草根树皮哉。

## 喜

《素问·宣明五气》篇曰：精气并于心则喜。《阴阳应象大论》曰：在藏为心，在声为笑，在志为喜。《调经论》曰：心藏神，神有余则笑不休。然乐不可极，极则终凶。《灵枢·本神》篇曰：喜乐者，神惮散而不藏。又曰：肺喜乐无极则伤魄。

《素问·六①元正纪大论》曰：少阴所至为语笑。《五常政大论》曰：火太过为赫曦，赫曦之纪，其病笑狂妄。河间云：笑者，犹燔烁太甚而鸣，笑之象也。盖喜则气散，心阳大动，百脉沸腾，所谓暴喜伤阳，其病为笑不休，为毛革焦，为内病，为阳气不收，甚则为狂。且心火过炽，上先刑肺，下反克肾，金水受伤，病必及目。经曰：心合诸脉。《五脏生成》篇曰：诸脉者，皆属于目。凡人五脏六腑之精液，尽上注于目，阳亢阴微，炎蒸空窍，遂有胬肉攀睛等症。其起于大眦者，属心为实火。其起于小眦者，属心胞为虚火。甚则胬肉双斗，蚀及神水，乃心火克肾所致，治以清补为主。清则心火不升，心阳得静，补则心气得宁，心血不耗。或通利小肠，使火气由水道而泄，以心与小肠为表里也。或凉解心胞，以心胞为心之外廓也。至于变端不一，又当活治，不可执一也。

## 怒

《素问·五运行大论》曰：东方生木，木生酸，酸生肝，肝在志为怒。《调经论》曰：肝藏血，血有余则怒。《宣明五气》篇曰：胆为怒，以肝胆相为表里，肝气虽强，取决于胆也。《调经论》曰：血并于上，气并于下，心烦惋善怒，以阳为阴胜，病及于心也。《灵枢·本神》篇曰：肾盛怒而不止则伤志。《缪刺论》曰：邪客于足少阴之络，令人无过大怒，以怒发于阴而侵乎肾也。是肝胆心肾四脏，皆能病怒，所为多阴者多怒，亦曰阴出之阳则怒也。《五常政大论》曰：木太过曰发生，其病怒。《气交变大论》曰：岁木太过，风气流行，甚则善怒。又曰：岁土不及，风反大行，民病善怒，其证飧泄，薄厥呕血，

---

① 六：原作"天"，据《素问·六元正纪大论》改。

胸胁痛，气逆不下，喘渴烦心，消瘅肥气，以及外发痈疽等症。况目为肝窍，尤易受伤。初但昏如雾露中行，渐渐空中有黑花，久则神光不收，胆汁不应，则内急外干，睹物成歧。种种皆怒之贻戚也。盖怒必因内动而起，但动由于内，邪每乘之，当各从其所动之因而治之。因热而动者治其热，因风而动者治其风，因厥逆逼上者，则治所厥之邪。因阴虚而动者，补其阴，抑其阳，按而收之。因阳虚而气浮上者，则补其阳，敛其浮游之气。因五志而动者，各安其脏气以平之。因郁而发者，治其所郁之邪，开之达之。因精血不足者补之，不已则求其属以衰之。因胜克而动者，从盛衰之气而补泻之。中气虚衰而动者，补土以安之。上焦清明之气，不能主持而动者，亦当补中焦之谷气，推而扬之。因五脏六腑上注之精气不足而动者，察其何者之虚而补之。总以疏肝解郁为先，兼养精液，使精盈则气盛。气盛则神全，自然视物明朗，但木能克土，胃当其冲，肝病则胃病，切不可再加劳倦，以伤其脾。医者不察，以为目病皆热所致，竟以凉药投之，又伤其胃，肝胃俱伤，真元难复，终不免有失明之叹矣。

### 忧

《素问·六节脏象论》曰：肺者气之本，魄之处也。《阴阳应象大论》曰：心之变动为忧。《灵枢·口问》篇曰：思忧则心系急，心系急则气道约，约则不利，故太息。《本脏》篇曰：心小则易伤以忧。盖忧则伤神，故伤心也。《宣明五气》篇曰：精气并于肝则忧，肝胜而侮脾也。《灵枢·本神》篇曰：脾忧愁而不解，则伤意。脾主中气，中气受抑，则生意不伸，故郁而为忧。是心肺脾肝四脏，皆能病忧也。戴复庵云：七气致病，虽本一气，而所以为气者，随症而变。如忧伤肝，肝属木，忧则气并于肝，而脾土受邪。忧伤心，心属火，忧则气并于心，而肺金受邪。忧伤肺，肺属金，忧则气并于肺，而肝木受邪。凡人忧多则气机不利，胸胁痛。忧多则水湿凝滞，周身走痛，或关节痛，遇阴寒则发。忧多则热蓄不散，目眵，小便赤。忧多则气虚不能摄涎，动则喘。忧多则血脉蹇滞，四肢无力，能食便红。忧多则食物不化，嗳酸腹满不能食。目之白睛属于肺，肺忧郁太过，则肺气不舒，结成翳障，视物模糊。复有忧极而悲者，伤及心胞之相火。有忧极而恐者，伤及肾中之真水，火不足则光华不能发越于外，水不足则膏液不能充满于中，轻则昏眊羞涩，重则鱼胞，补肺安神，最为要法，再令素所亲信之人，好言慰劝，使心阳转动，即喜胜忧之意也。

**思**

《灵枢·本神》篇曰：心有所忆谓之意，意之所存谓之志，因志而存变谓之思。《阴阳应象大论》曰：中央生湿，在志为思。《举痛论》曰：思则气结。又曰：思则心有所存，神有所归，正气留而不行，故气结矣。《本神》篇曰：怵惕思虑则伤神。《本病》篇曰：忧愁思虑则伤心。盖心为脾之母，母气不行，则病及其子，所以心脾皆病于思也。张会卿曰：思郁者，气结于心而伤于脾也。及其既甚，则上连肺胃，而为咳喘，为失血，为噎膈，为呕血。下连肝肾，则为带浊，为崩淋，为不月，为劳损。李东垣曰：五脏六腑之精气，皆禀受于脾，上贯于目。脾者，诸阴之首也。目者，血脉之宗也。思虑伤脾，则五脏之精气皆失所司，不能归明于目，而有视物羞明、眼皮宽纵、倒睫拳毛等症。或生偷针，或生眼瘴，治宜扶脾补土兼清心阳。若初病而气结凝滞者，宜顺宜开，久病而损及中气者，宜修宜补。然以情病者，必得愿遂而后可释，或以怒胜思，亦可暂解。如朱丹溪治一思想气结之女，先激之使怒，然后与药，复念病虽愈，必得喜方已。乃绐①以夫回，病遂不举。予尝用此治太湖李姓之妇，目竟获痊，即此法也。

## 悲

《痿论》曰：悲哀太甚，则胞络绝。胞络绝，则阳气内动，发则心下崩。《宣明五气》篇曰：精气并于肺则悲。《本神》篇曰：悲哀动中者，竭绝而失生。又曰：肝悲哀动中则伤魂。又曰：心气虚则悲。《调经论》曰：神不足则悲，是肺肝心三脏亦病于悲也。又运气：悲皆属寒水攻心。《五常政大论》曰：火不及曰伏明，伏明之纪，其病昏惑悲忘，从水化也。又曰：太阳司天，寒气下临，心气上从，喜悲数欠。《至真要大论》曰：太阳司天，寒淫所胜，民病善悲，时眩仆。又曰：太阳之复，甚则入心，善忘善悲。夫悲之为情，与忧思大异，忧思则默然不语，如呆如痴，悲则哀恸迫切，号呼痛哭，渐至泪枯眼肿，视物无形。且悲则心系急，肺布叶举，而上焦不通，营卫不散，热气在中，熏蒸清道，伤及五轮，遂有黑花、蝇翅、鱼鳞、白陷诸症。治宜补其肝脾。盖木为火之母，子虚则补母之义也。土为火之子，补子令母实之义也。然必释其悲，则治得其效。若妇女性执，终岁戚戚，虽日用芜芎香附以升提，参术归苓以培本，是亦扬汤止沸之计而已。

## 恐

《素问·阴阳应象大论》曰：在脏为肾，在志为恐。《宣明五气》篇曰：精气并于肾则恐。《邪气脏腑病形》篇曰：恐惧

---

① 绐（dài）：同"诒"，哄骗。

银海指南

二〇

则伤心，神伤则恐也。《调经论》曰：血不足则恐。《本神》篇曰：肝气虚则恐，以肝为将军之官，肝气不足，则怯而恐也。戴人曰：肝者敢也，惊恐则肝伤矣。肝胆实则怒而勇敢，虚则怒而不敢也。《玉机真脏论》曰：恐则脾气乘矣，以肾虚而脾胜之也。《宣明五气》篇曰：胃为气逆，为哕为恐者，以阳明土胜，亦伤肾也。又运气善恐皆属肝木虚。《五常政大论》曰：木不及曰委和，委和之纪，其病淫动。注：恐是心肾肝脾胃皆主于恐也，甚则精却。恐则气下，人目中一点黑莹，乃先天真一之水所化，全赖精气神包裹，而能鉴察万物。精却则不能化气，而瞳神有昏眊之患矣。气下则不能摄精，而瞳神有散大之患。急宜补养肝肾，固其精气，以复神光。盖心以神为主，阳为用。肾以志为主，阴为用。阳则气也，火也。阴则精也，水也。水火交为既济，全在阴精上奉以安其神，阳气下脏以定其志，不然，则神不安于内，阳气散于外，志不戢<sup>①</sup>于中，阴精走于下，水火不交，而目未有不病者也。

## 惊

《素问·金匮真言论》曰：东方青色，入通于肝，其病发为惊骇。以肝应东方风木，风主震动而连乎胆也。《气厥论》曰：脾移热于肝，则为惊衄。《阳明脉解》篇曰：足阳明之脉病，恶人与火，闻木音则惕然而惊。阳明胃脉也，胃者土也，闻木音而惊者，土恶木也。又曰：阳气与阴气相搏，水火相恶，故惕然而惊也。《举痛论》曰：惊则心无所倚，神无所归，心神散失也。此肝胆胃心四脏皆病于惊，而气为之乱也。又运气惊有三：一肝木不及，金来乘之。《五常政大论》曰：木不及曰委和，委

① 戢（jí 集）：收敛，收藏；停止。

和之纪，其发惊骇。《至真要大论》曰：阳明之复，甚则入肝，惊骇筋挛。二火邪助心。《六元正①纪大论》曰：少阳所至为惊躁。《至真要大论》曰：少阳之胜善惊。三寒邪伤心。《气交变大论》曰：岁水太过，寒气流行，民病烦心躁悸，胆为中正之官，五脏六腑，皆取决于胆。胆主清净，不受浊秽，故胆汁上溢，则为口苦，胆精不足，则为目昏，眼中一点神膏，乃胆中精汁，渗润而成者也，能涵养瞳神，清莹澄澈。凡人惊者，起于猝然，心主震动，遂伤及胆，其症为目睛不转，为瞳神散大，为青膜遮掩。治宜安神定志，使气之散者得以复聚。张子和曰：惊者平之。平，常也。使病者闻之习熟，见之惯常，自然不惊。且肝胆相为表里，其色为青，故人之受惊者，其面色必青也。临症审辨，何难施治哉！

---

① 正：原缺，据《素问·六元正纪大论》补。

# 卷　二

## 瞳神论

五轮八廓，既详哉言之矣，是为目之体，未及目之用也。若夫灵明默运，鉴万物，察秋毫，则有瞳神在焉。华元化曰：目形类丸，瞳神居中而向前，犹日月之丽东南而晦西北也。目有神膏神水神光，真血真气真精，皆滋目之源液也。神膏者，目内包涵膏液，此膏由胆中渗润精汁，积而成者，故能涵养瞳神，衰则有损。神水者，由三焦发源，先天真一之气所化，目中润泽之水是也。水衰则有火胜燥爆之患，水竭则有目轮大小之疾，耗涩则有昏眊之患，亏者多而盈者少，故世无全精之目也。神光者，源于命门，通于胆，发于心，火之用事也。火衰则有昏暝之患，火炎则有焚燎之殃，故衰宜补，炎宜降。心，君主也，通于大眦，故大眦赤者，实火也。命门为小心，小心相火也，代君行令，通于小眦。小眦赤者，虚火也。若君主拱默①，则相火自然清宁矣。真血者，即肝中升运滋目注络之血也，此血非比肌肉间流行之血也，即天一所生之水，故谓之真也。真气者，目之经络中往来生用之气，乃先天真一发生之元阳也。真精者，乃先天元气所化之精汁，起于肾，施于胆，而后及瞳神也。凡此数者，一有所损，目难治矣。大概目圆而长，外有坚壳数重，中则青胞，内包黑稠神膏一函，膏外则白稠神水，水以滋膏，水外则皆血，血以滋水。膏中一点黑莹，是肾

----

① 拱默：垂拱缄默。

胆所聚之精华。惟此一点，烛照鉴观，空阔无穷，是为人身之至宝，天地之灵光。或曰：瞳神，水也、气也、血也、膏也。曰：非也。非水、非气、非血、非膏，乃先天之气所生，后天之气所成，阴阳之蕴妙，水火之精华。血养水，水养膏，膏养瞳神，气运用，神维持，喻以日月，理固有然。而午前则小，午后则大，亦随阴阳之运用也。大抵目窍于肝，源于肾，用于心，运于肺，藏于脾，有大有小，有圆有长，亦由禀受之异也。夫男子右目不如左目精华，女子左目不如右目光彩，此各得阴阳气分之正也。

云间谢东田先生，精通医理，尝谓余曰：治目以瞳神为本。瞳神不损，虽翳障满布，不难逐时消退。瞳神若损，纵极挽救，亦属徒劳无益。故著此论，以明其关系甚重，不可视为泛常。尔时互相参究，深受其益。今东田已入仙乡，余亦桑榆日暮①，捉笔追思，曷胜寒鸟恋群之概。

## 心经主病

心为君主，总统脏腑，故忧思劳怒，皆动心神。心应南方火色，目之大眦属心，心受火刑，则眦肉壅突而痛。若不痛而痒属虚，或因操劳过度，或因水亏不能制火所致。小眦属心胞，又属少阳经，多气少血，故小眦胬肉属血虚，火烁之故也。若心经火邪盛而刑肺，为大眦胬肉攀睛，属实火，不痛而痒，属虚火。小眦胬肉攀睛，乃虚火刑金为亏症。胬肉双斗，属水亏血少，火邪刑肺，甚则蚀及神水，乃心火克肾水也。大眦流血肿痛，为实火。心统诸经之血，火盛则血热妄行，故流血。不

---

① 桑榆日暮：亦作"日暮桑榆"日落时分光照桑树和榆树，比喻晚年。

肿痛而痒，为虚火，乃心肾不交，君火炎甚也。左目为阴，右目为阳，阴属血，阳属气，男多患左，女多患右，虽有是分，不可执一，惟在圆机通变也。

## 肺经主病

肺为华盖，百脉之宗。白睛红丝满布，乃肺热也。白珠裔肉紫胀，甚则眼眶青黯，乃血为邪乘，凝而不行也。玉粒侵睛，肺气凝滞所致。白睛起膜，状如鱼泡，寒郁太阴也。白翳侵睛，属金来克木，目珠壅肿红痛，辨是何邪，分别施治。目珠突出，鼻塞咳嗽，乃风寒乘肺，肺气逆也。珠大脱眶，肺肾气冲，乃金水两亏症也。能仰视不能俯视，气有余而血不足也。能俯视不能仰视，阴有余而阳不足也。鸡盲者，阴气未升则昏，至人定①后，仍能见物。雀盲者，通夜不见，乃肝血少，肺阴亏也。鹘眼凝睛②者，阴阳不和，火克金也。总之其位至高，统一身之气，其见症多在于气轮。随症审察，用药自能奏效。

## 肝经主病

肝属风木，木能生火，惟血涵养，否则火盛血伤，目病生焉。其脏主疏泄，凡人愤闷不平，或受六淫之邪，则气不宣流，遂生星翳障雾，如点如凿，或圆或方，形色不一，莫可枚举。凡自上而下属太阳经，名垂帘。红色而痛属肝热，肿痛属风邪，不痛为血虚内热，白色而肿痛，属气虚挟风，痛而不肿，为寒邪，不肿不痛，乃气虚下陷也。自下而上，属足阳明胃经，名

---

① 人定：即亥时。
② 鹘眼凝睛：指眼珠逐渐胀硬突起，若鹘乌之眼红赤凝视，不能转动的眼病。

推云，又名黄膜上冲。在黑珠内者，名内推云，属肝肾不足，木挟相火上升。在黑珠外者，名外推云。肿痛涕泪，为风克肝胃。障色带黄，为湿热。肿痛畏寒，泪如脓水，属寒邪。胬肉壅结，障色微红，属胃火。此皆气血失充，虚中挟邪症也。红白相间，名玛瑙障，属热郁肝经，气血相混也。纯白而厚，名水晶障，属寒乘肝阴也。白星团聚，名聚星障，属肝肾郁结，精血受伤也。一线垂下，名线障。横住瞳神，名横关。初起红痛，属风寒。邪郁肝阴，不能发越，不红痛，属肝肾阴虚，相火上炎也。一线盘旋于风轮之上，名旋螺障。一为阴寒上乘，一为邪郁于肝阴也。黑珠内、瞳神外，初起如雾，渐渐厚大，名内障。左关脉细涩，属肝郁不舒。左尺脉洪数，属肾气不纳也。色白而长，形如半月，名半月障，属肝经郁怒所致。色白而厚，名白障，稍薄名白翳，最薄名白雾，白点名星。红肿痒痛属风，红肿不痒痛属郁邪。舌白涕泪属寒，眼眵干硬，羞明恶热，属火。干涩昏朦属燥。此皆实症。若不肿而红痛，属血虚肝热生风。不红肿而痛，属忧思郁怒，肝气不舒。不红不痛，属阴虚火炽。皆虚症也。目珠疼痛，肝阳上浮也。白障满布，赤脉贯睛，属肝经郁热。若无白障，但见赤脉贯睛者，心火刑肺肝也。黑珠上一颗突出，名蟹珠，发于瞳神巅顶，属肝肾两经。发于瞳神下面，属阳明。发于大眦旁者，属太阳。发于小眦旁者，属少阳。凡胬肉壅肿涕泪，脉弦细为风，舌白脉迟为寒，舌红脉数为火，脉细弱或数而无力属阴虚。此症由邪袭肝阴，气血不能流行，或精血不足，过服寒凉升散而发。黑珠低痕，名障陷①。障凝如冰，名冰障。属邪乘肝阴，气血受伤。红肿脉浮弦为风。不红肿脉迟细为寒，乃实中挟虚症也。肿痛胬肉，黑珠泛白，名内泛，乃精血大亏，风寒邪郁也。此皆举其大略，须脉象舌色兼参，庶几无误。

## 脾经主病

脾为诸阴之首，统摄一身之血。在气为中气，在脏为心子。目之上睥属脾，下睥属胃。上睥内生红粒，名鱼子石榴，生红块，名鸡冠蚬肉。皆属风热，邪滞太阴，气血凝结所致。睥生痰核，在皮里膜外，如樱如梅，由于气滞燥结，防有成疣之患。睛明穴有疮，名眼痈，日久成管，名漏睛，属太阳郁热不宣。睥翻粘睑，属阳明胃火。上睥生肉粒，名偷针，下睥生肉粒，名眼癣。肿痛属风郁化火，不肿痛而时发时止，属劳伤心脾，肝木克土，是虚症也。上睥宽纵，拳毛倒睫，红肿，属脾肺气虚挟风，不红痛，属中气下陷。下睥紧急，拳毛倒入，属肝风克胃。下睥内生菌，属阳明湿火。两睥生癣，湿烂为风，焦枯为火，干涩属燥，脓窠属湿。然有风中兼燥，火中兼风，湿中兼热，诸症宜细辨之。

## 肾经主病

肾为作强之官，伎巧出焉。应北方癸水，涵木制火，荣养血脉。瞳神内起星，邪郁肾阴也。五星撩乱，视物瞳瞳，水为火反克，虚实皆有也。瞳神细小，火搏水阴也。瞳神散大，气

① 黑珠低痕名障陷：《中国医学大成·卷六·银海指南》作"黑珠低陷，名陷障"，可从。

不裹精也。瞳神发白，水源干涸所致。黑珠满红，名胭脂内障，属相火上浮，水不能制。若瞳神亦红，名血灌瞳神，不治。瞳神泛白动跃，已成内障，亦不治。瞳神黄色如金，火亢水竭，亦不治。有见火星飞扬者，心肾不交也。有见萤星满目者，肝肾不和也。有见白星绕乱者，肺肾气虚也。有见黑花茫茫者，肾阳不藏也。视白为黄，视红为紫，视正为横，视定反动，睁目头晕，此阴极阳飞症也。瞳神不大不小，其色不白不红，三光俱灭，真青盲也。法在不治。以上诸条，皆精血失充之症，诚以水为天一所生，务宜滋养，水足精充，目疾自痊愈矣。

## 三焦主病

三焦分上中下，目疾是上焦病，无有论及中下者。然细按之，则三焦各有见症，不可混治。头痛鼻塞、耳聤面疮、目红肿痛、唇疮口糜，此皆上焦病也，治宜清火发散，疏肝养目。肚腹膨胀，胸膈不舒，两目干涩或沿烂，此乃中焦病也，治宜消积行气。脚气壅肿，步履艰难，水道不通，湿热上浮，以致目患，此乃下焦病也，治宜利湿清热舒筋。腑病以通为补，故但叙实症，其有虚症，另见各门，学人细心参之可也。

## 小肠主病

小肠为火府，与心经配合表里。凡心经之火上延于目者，兼责诸小肠，故古人治心火，必用导赤，以心为君火，无直折之理，但当通理小肠，则心火自降。此治脏先治腑之法也。

## 胆经主病

胆属少阳，经曰：十二经皆取决于胆。为半表半里，两边头痛，法用小柴胡及逍遥散，乃和解之剂。目中神光，惟赖胆中清纯之气所养，倘胆精不足，胆汁不充，两目必昏，古方俱以诸胆为治。所以清其邪热，乃同气相求之理也。然味太苦寒，防其碍胃，总宜以条达为主。余详肝经。

## 胃经主病

胃为水谷之海，转输旋运，生化不穷，故治病先讲胃气。胃气一弱，饮食不纳，何以能胜药力乎？然胃病有虚有实，有热有寒，实宜硝黄之属，虚宜术草之属，寒宜香砂之类，热宜芩斛之类配合。脾经为后天生养之基，故东垣专主脾胃立论，非虚说也，其见症详载脾经，但须知阳土不耐温燥，方不误治。

## 大肠主病

大肠传导糟粕，通调为顺，溏泄则有阴伤之患，秘结则有阳亢之虞。昔人治便频无度，多以补脾为主，亦扶土生金之义也。有火则闭塞不通，须用攻下之品，釜底抽薪，诚妙法也。稍涉虚者，如景岳济川煎，亦可采用。凡目病在肺经者，治其大肠，以其表里相应，所谓上病治下也。

## 膀胱主病

膀胱为巨阳，其经脉最长，统束一身。凡外感症皆太阳受之，羌防发汗，治其经，五苓利水，治其腑。更有湿热下注，二便不调，专治膀胱，其病自愈。与肾为表里，肾无泻法，泻膀胱即所以泻肾。沟渎既清，水泉不竭，肾精自然充足。目珠上属太阳，见症甚多，如头风损目，垂帘成障皆是。故凡治目，不可不细究膀胱也。

## 杂病总论

　　病之发也，有因外感内伤，前已详论之矣。至于杂症，不过气血痰食郁五者而已。然五者之中，惟气血为甚。盖人有阴阳，即为气血，阳主气，故气全则神旺。阴主血，故血盛则形强。然而身形之中，有营气，有卫气，凡人受气于谷，谷入于胃，以传于肺，五脏六腑，皆得受气。清者为营，浊者为卫。营行脉中，卫行脉外。其所以统摄一身，环流不息者，全赖元气为之主持。元气者，先天之气，命门之主也。卫气者，后天之气，生命之原也。元气为卫气之母，母能益子，子赖谷气之津以养生。故元气衰，则营卫之气皆有不充矣。夫血生于心，统于脾，藏于肝，布于肺，泄于肾，灌溉一身，为七窍之灵，四肢之用。润颜色，充营卫，津液得以通行，二便得以调畅。然血为气化，亦能助气，故一气一血，相为表里也。痰饮一症，《内经》止有积饮之说，本无痰症之名。盖痰涎之化，本由中气衰弱，水谷入胃，不能尽化，留而为痰，使脾强胃健则随食随化，皆成津液，焉能成痰。故肥人多痰者，因中气不能健运所致。经云：形盛气虚，此之谓也。若实痰者，或因风因热因湿因寒，郁结于脏腑经络之间，血气不能通达，凝而为痰。祛其外感，而痰自消也。《内经》之不言痰者，正以痰必因病而生，非病之因痰而致也。经云：人以水谷为本，人绝水谷则死，脉无胃气亦死。又曰：谷盛气盛，谷虚气虚，此其常也。反此者病。盖五味入口，脏受于胃，游溢精气，散布于五脏，酸入肝，苦入心，甘入脾，辛入肺，咸入肾，此五脏各归所喜也。凡人偶食生冷油浊之物，积滞于肠胃之间，此邪气之实也。若食入即胀，或胸胁作痛者，乃中气不旺之故也。盖脾胃为仓廪之官，职司化食，脾胃强壮者，即滞亦易化。如其不能化者，皆由脾胃之虚也。郁病者，滞而不通之义也。经言五郁者，乃五行之化，气运有乖，则五郁之病生焉。滑氏曰：木性本条达，火性本发扬，土性本冲和，金性本肃清，水性本流通。五者一有所郁，斯失其性矣。至于情志之郁，不过忧思怒三者而已。盖忧则气聚，思则气结，怒则气逆也。初病宜顺宜开，若郁久则伤及中宫，神志日消，心脾日耗，非补不可也。余谓痰食郁三者，总由气血不调之故。若气血和平，则神魂安静，肤腠固密，外来之邪无隙可乘，内生之郁无由而起。即使寒温不测，世事无常，或外犯客邪，或内为郁病，只宜祛其外感，调其郁气则安矣，宁有大病之足虑哉！

## 气病论

经云：气脱者目不明。气者清阳之气也，清阳不升，则浊阴不降，而目安能烛照无遗乎。人在天地间，莫非气化之流行，脏腑经络，气得其正，何用不臧①。气失其正，何往弗害。故曰：百病生于气也。又近见应震王氏曰：行医不识气，治病从何据，堪笑道中人，未到知音处。旨哉斯言，是实治身治病第一大纲。盖气之为用，无所不至，一有不调，无所不病。为虚为实，为寒为热，变态莫可名状。气有不调之处，即病根所在之处也。明者撮而调之，犹如解结，一举手而即脱然矣。故本乎天者，天之气也；本乎地者，地之气也。人身之气亦应之。阳气有余，为目赤壅肿。阴气有余，为隐涩羞明，中气不足为眼皮宽纵，凝而不行为脾生瘿核，实者破之，虚者补之，滞者行之，郁者达之，寒者温之，热者凉之，不和者调之疏之。凡

---

① 臧：善，好。

五行五志，五脏六腑，皆赖气以为之用。常则安，变则病，是以圣人谓诸病皆因于气，而况目病乎？故医者当参观互证，酌宜而治之，庶于斯道无愧矣。

### 血病论

经曰：目得血而能视，血者气之所化也。故血盛则形强，人生所赖，惟斯而已。润经络，泽脏腑，养筋骨，充满一身，而目受其荫，固宜通流，而不宜瘀滞者也。然人之初生，必从精始，精之与血似乎非类，而丹家曰：涕、唾、汗、津、精、液、血，七般灵物尽为阴。则凡属水类，皆天一地六所化，而血即精之类也。但精藏于肾，所蕴不多，苟房劳太过，精亏则血亦亏，而七窍不灵矣。夫血本阴类，其动者皆由于火，或外邪不解，而火郁于经，或纵饮不节，而火动于胃，遂使血热妄行，致成目赤眦疡。治法以凉血清火为主，或壅瘀于经络，则睛珠胀闷，或郁结于睥，则胬肉堆突，或乘风热，则发椒疮粟疮之类。总以行血散血为治。若痛伤痕陷，白障满泛等症，皆属血虚邪乘所致，治宜行血补血为先。盖太阳经起于目内眦，血多气少。少阳经起于目锐眦，血少气多。阳明经起于目之两旁交额之中，气血俱多。惟厥阴连于目系而已。故血太过者，太阳阳明之实也。血不及者，厥阴少阳之虚也。能辨过与不及，庶攻补皆得宜矣。以是知血化于气，而又为精类。阳虚不能生血，所以血宜温而不宜寒。阳亢最能伤阴，所以血宜静而不宜动。察于此而得其养营之道，则目光如炬，又何血病之足虞哉？

### 痰病论

经曰：湿气变物，水饮内蓄，中满不食，是言饮也，非言痰也。痰之与饮，虽曰同类，而实有不同也。盖饮为水液之属。

凡呕吐清水，及胸腹膨胀，吞酸嗳腐等症，此皆水谷之余，停积不行，是即所谓饮也。若痰之不同乎饮者，饮清澈而痰稠浊，饮惟水谷停积而化，痰则五脏之伤皆能致之。然究其原，痰即人之津液，无非水谷所化，但化得其正，则形体强，营卫充。若化失其正，则脏腑病，津液败，而血气即化为痰矣。后人治痰，开口便言痰火。有云怪症为痰者，有云痰为百病之母者，痰之为害，不綦<sup>①</sup>重乎？然则虚实之间，尤不可不辨。惟验其年力犹盛，血气未伤，或以肥甘过度，或以湿热盛行，或风寒外闭皮毛，或逆气内连肝膈，皆能生痰动火，害及于目。惟察其病气形气，俱属有余者，即实痰也，实痰则宜消伐。若年及中衰，形气羸弱，或以多病，或以劳倦，或以忧思酒色，致成劳损，非风卒厥者，或脉见细数，脏无阳邪，时为呕恶泄泻，气短声喑者，皆有目暗不明之患。但察其形气病气，本无有余者，即虚痰也。虚痰则宜扶助元气，使精血充旺，则痰自消矣。然痰之所生，无不由乎脾肾。脾恶湿，湿胜则为痰，肾属水，水泛亦为痰。脾家之痰，有虚有实，肾家之痰，则无非虚耳。痰病延及于目，治最棘手，惟调其寒热虚实，气血阴阳，则无有不愈。昔王隐君谓内外百病，皆生于痰，悉以滚痰丸攻之。其亦但顾目前，而不知后患者也。

### 食病论

经曰：饮食劳倦即伤脾。饮食自倍，肠胃乃伤。脾胃为仓廪之官，大肠为传导之官，食伤则气滞，气滞则上不能散布精华，下不能转输糟粕。然有伤于寒物者，有伤于热物者，其在内伤，不过为泻为痢而已。若在眼目，则伤于寒者，两胞肿胀，

---

① 綦（qí 其）：极，很。

治宜温消。伤于热者，目赤痒痛，治宜清利。若过食煎炒炙，必至火气上攻，则为鸡冠蚬肉，或鱼子石榴，变症不一。治宜清利肠胃，去其积热，而诸病悉除。此症之易治者。凡在少年童稚，最多此症，惟年老久病之人，脾虚不能运化，或不能食，或知饥少食，或食入即胀。明是中虚之象，当以补法行之，谅明哲者，不至于胶柱而鼓瑟也。

## 郁病论

经曰：木郁达之，火郁发之，土郁夺之，金郁泄之，水郁折之。言乎五气之郁也。人之脏腑应之，木应肝胆，木主风邪，畏其郁结，故宜达之。火应心与小肠，火主热邪，畏其陷伏，故宜发之。土应脾胃，土主湿邪，畏其壅滞，故宜夺之。金应肺与大肠，金主燥邪，畏其躁急，故宜泄之。水应肾与膀胱，水主寒邪，畏其凝溢，故宜折之。然五者之中，皆可通融圆活，不必拘泥。夫人气血不顺，脉不和平，即是郁症，乃因病而郁也。至若情志之郁，则有三焉：一曰怒郁。方其盛气凌人，面赤声厉，多见腹胀。及其怒后，逆气已平，中气受伤，多见胀满疼痛，倦怠少食之症。一曰思郁。凡芸窗秀士①，茅店羁人②，以及室女③尼姑，心有所忆而生意，意有所属而生思，思有未遂而成郁，结于心者，必伤于脾，及其既甚，上连肺胃，为咳喘失血，隔噎呕吐，下连肝肾，为带浊崩淋，不月劳损。一曰忧郁。或因衣食之累，或因利害之牵，终日攒眉而致郁者，志意乖违，神情萧索，心脾渐至耗伤，气血日消，饮食日少，

---

① 芸窗秀士：指读书人。芸窗，即书斋。
② 茅店羁人：指客旅之人。茅店，乡村客舍。
③ 室女：指未婚女子。

肌肉日削，遂至发为目症，前七情论中已详之矣，故不赘述。然五气之郁，因病而郁者也，情志之郁，因郁而病者也。凡患是症者，宜自为节制，皆非草木所能奏效，所谓妙药难医心上病也。可不慎之！

## 兼症总论

医虽有专科，而病则无专病也。有专科则其术精，无专病则其症杂，吾故论目病而及于兼症焉。夫病之重者，莫如伤寒。仲景论太阳篇中，头热目赤。阳明篇中，目中不了了，睛不和。少阳篇中，少阳中风，两耳无所闻，目赤，是伤寒兼目疾也。若夫中风头风，虚劳鼓胀，噎隔咳嗽，黄疸遗浊，疝瘕痎疟泻痢，以及外科疮疡，女科胎产经带，儿科痘疹疳积，皆有兼目疾者，不得不一一著明。仿《伤寒析义》之例，以垂诸简编，庶有成法可遵，而不至于顾此失彼也。至于头风之害目，疳积之害目，患者极多，为本科之本病，故论之尤详切焉。夫医有十三科，伤寒为第一，余科次之，眼科又次之。今以眼科而括诸科之全者，因虑业是科者，守一家之说，而不能广搜医籍，倘遇兼症，则曰此某科也，望望然①去之，宁不贻识者之笑乎？然欲概为疗治，使患目之人，并入于光明之域，必须博考诸家，临症乃能措手也。古人立法，互有不同，有偏于寒者，有偏于热者，有偏于攻者，有偏于补者，熟究深思，化其偏而得其全，则法皆尽善矣。故专者，专心之谓也，又专力之谓也，专其心，专其力，斯得专其艺矣。且能专者，未有不能兼者也。因专而后能兼，因兼而后愈专，成德之士，岂一端一节所能尽其长哉！

① 望望然：去而不顾之貌。

## 伤寒兼目疾论

伤寒有传经直中。传经者，由太阳传阳明，由阳明传少阳，由少阳传太阴，由太阴传少阴，由少阴传厥阴，此循经传也。有太阳不传阳明而径传少阳者，有阳明不传少阳而径入本府者，有少阳不传太阴，而径归胃府者，谓之越经传。有传一二经而止者，有始终只在一经者，在表为寒，在里则为热矣。直中者，不由三阳传入，而径中三阴，有寒无热者也。若兼目疾，惟三阳有之，太阳宜汗，阳明宜清，少阳宜和，无异法也。羌活主太阳，葛根主阳明，柴胡主少阳，为报使之药，人所共知，而温经散寒之法，间亦参用。至于分症立法，无关于本科者，不必赘述也。

## 瘟疫兼目疾论

温疫之邪，伏于膜原，蒸变不测，吴又可制为达原饮以治之。立论超出千古，举世皆宗之。然其症发热头疼，便闭神昏，与外感风寒相似，不可不细辨也。夫风寒从外入内，病无臭气触人，间有作臭气者，必待传阳明胃府始见。若瘟疫从中达外，病即有臭气触人，轻则透于床帐，重则盈于房帷，此气之易辨也。风寒主收敛，面色多绷急而光洁。瘟疫主蒸散，散则缓，面色多松缓而垢晦，此色之易辨也。风寒初起，舌多无胎，即有白胎，亦薄而滑。瘟疫一见头痛发热，舌上即有白胎，且厚而不滑，或粗如积粉，或色兼微黄，此舌之易辨也。瘟疫之脉，传变后与风寒颇同，初起时与风寒迥别，风寒在表，一二日，脉多浮，或兼紧兼缓兼洪而皆浮。迨传入里，始不见浮脉。瘟疫从中道而变，一二日，脉多沉，迨自里出表，脉始不沉，乃不浮不沉而数，或兼弦兼大而皆不浮。此脉之易辨也。且其见症，必初起忽觉凛凛①，以后但热而不恶寒，以其从内蒸发，非必有感触之因也。设有胁痛耳聋，则邪溢少阳，腰背项痛，则邪溢太阳，眉棱骨痛，眼眶痛，鼻干不眠，则邪溢阳明，当以柴胡、羌活、葛根等，分经加用。若舌根先黄，渐至中央，邪渐入胃，此三消饮症。若脉长洪而数，大汗多渴，此邪适离膜原，欲表未表，此白虎汤症。若舌上纯黄色，或变黑色，或生芒刺，或鼻如烟煤，或大便不行，或大便虽无结粪，而脉象沉实，此皆承气汤症。倘耽延失下，以致循衣摸床，撮空理线，攻不可，补不可，惟有用陶氏黄龙汤，间有得生者。至于养营清燥，总宜在驱邪之后也。若邪火上攻于目，赤肿疼痛，畏热羞明，宜专逐疫邪，则目自愈。亦有昼夜壮热，目中如火燃，如针刺，怕见日光灯光，必须四面遮围，始稍宁静，亦宜注意逐邪，使胃中无热邪留郁，自然清光大来。又有疫邪传里，遗热下焦，小便不利，邪无输泄，经气郁滞，目黄如金者，即以茵陈汤治之。或邪火久焰，肾水枯涸，瞳神昏渺，眵泪失光，逐邪之中，兼用滋阴，不得徒以甘菊、蒺藜疗之。总之瘟疫乃时气传染，治宜清火散邪，东垣普济消毒饮，本为瘟疫而设，以治瘟疫之目疾，其奏效不更速乎？

## 中风兼目疾论

中风分中脏、中腑、中血脉。中腑者，中在表也，即伤寒论太阳中风，桂枝汤之类是也。外见六经形症，无异伤寒，治法亦同。中脏者，中在里也。中心不语，中脾唇缓，中肺鼻塞，中肝目瞀，中肾耳聋，而有闭与脱之分。闭者两手握固，牙关紧急，药宜疏通开窍，热闭牛黄丸，冷闭橘半姜汁汤。脱者，

---

① 凛凛：寒冷的样子。

口张心绝,眼合肝绝,手撒脾绝,声如鼾肺绝,遗尿肾绝。更有发直摇头,面赤如妆,汗出如珠,此际须用理中汤加参两余,以温补元气。或寒痰阻塞,用三生饮加参灌之,庶救十中之一。中血脉者,中在半表半里也。如口眼歪斜,半身不遂之属是也。药宜和解,以大秦艽汤加竹沥、姜汁、钩藤主之。气虚者,偏于右,佐以四君。血虚者,偏于左,佐以四物。气血俱虚者,左右俱病,佐以八珍。若兼目疾,治法亦不外此。惟宜养血除风,所谓治风先治血,血行风自灭也。他如中肝之目瞀,脾绝之眼合,皆垂绝之候,并非目病,不可救也。

## 头风兼目疾论

头为诸阳之首,目为七窍之宗,一身之经脉,皆上接于首。而少阴、厥阴、少阳、太阳之脉,皆出于目系。若风邪乘之,则为头痛,故曰头风。然有大、小雷头风,左、右偏头风,以及阳邪风、阴邪风之殊。然究其原,不过六经头痛而已,自有表症可察。盖身必寒热,脉必紧数,或涕泪鼻塞,或咳嗽项强,或背脊酸疼,按定何经用药,各有所主。若太阳头痛,羌活、藁本主之,阳明头痛,升麻、葛根主之。若阳明胃火上冲,直达头维而痛者,宜白虎汤主之。少阳头痛,柴胡、川芎主之。太阴头痛,防风、白芷主之。少阴头痛,独活、细辛主之。厥阴头痛,蔓荆子、吴茱萸主之。此六经报使之药。若雷头风者,乃满头作痛,面皮疙瘩,宜清震汤主之。右偏头痛者,宜补气散风。左偏头痛者,宜养血除风。此治外风之大略也。若内风发动,有阴阳气血之辨。阴虚者,乃水亏于下,而虚火乘之则痛。阳虚者,乃阳衰阴胜,遇寒则痛。气虚者,微遇外邪,或劳顿则痛。血虚者,以肝藏血,脾统血,血虚则热自生风,眩运耳鸣,此所谓肝风内动也。故气虚者,人参、黄芪为主。血虚者，当归、川芎为主。阴虚火浮者，壮水为主。阳虚阴胜者，扶阳为主。若三阳之火上炽，夜间作痛者，宜补肝散主之。更有痰厥头痛者，有风痰、湿痰、寒痰、肾虚水泛为痰诸症。风痰者，宜散风祛痰。湿痰者，宜燥湿消痰。寒痰者，宜温胃补气，气不逆则痰自平矣。水泛为痰者，宜养阴补肾，使肾中水火和平，无有偏胜，则痰自愈也。凡头风之症，最易损目者。盖风邪上受，必犯空窍，肝开窍于目，为风木之脏，木动则生风，以风招风，内外合邪，故头风必害目也。或为旋螺泛起，或为蟹睛高凸，或为内外推云，或为红白垂帘，或为瞳神散大，或为内障青盲，此等症候，皆宜各随其经，考之脉象，临证应变，不可执法而治也。

### 虚劳兼目疾论

虚劳之受病，惟房劳伤、思郁伤、医药伤三者而已。其见症也，骨蒸、咳嗽吐血、泄泻、男子失精、女子不月，五者皆本病之常。房劳伤者，斫丧太过，而精气受伤也。其症从下而上，由肾肝而至于脾，或先失血，或见遗精，次见咳嗽骨蒸等症。真阳亏者，乏气少食，后见泄泻而危。真阴亏者，火旺血瘀，必发痈肿而毙。思郁伤者，情志不遂，而神气受伤也。此病起于肾，关于心而迫肺，伤肝及脾，再交水火①，谓之七传。初起骨蒸干咳，继则亡血失精，女子不月，至死而面色不衰，以阴火蒸腾津液于上，所以肢体日削，而神采愈鲜也，最为难治。医药伤者，表邪未清，留于肺络，误服寒凉清降，邪必从皮毛陷入。亦有因寒凉伤胃，胃输寒气于肺，皆能令人咳嗽不休。或风热误投辛散，而伤少阴之经，必先吐脓血，而后泄泻，

---

① 水火：指肾与心。

或汗下失于调养，而伤其营卫，必先微寒数热，而后咳嗽。若兼目疾房劳伤者，治以六味、八味为主。思郁伤者，治以逍遥、归脾为主。医药伤者，治以调补元气为主。然在初起之时，尚可图救，延至末传，终难取效，慎之慎之。

### 鼓胀兼目疾论

鼓胀当辨明虚实寒热，然后施治，方不错误。假如溺赤便闭，脉数有力，色紫暗，气粗厉，口渴饮冷，唇焦舌燥，所谓诸腹肿大，皆属于热是也。溺清便溏，脉迟无力，色白，气短促，喜饮热汤，舌润口和，所谓诸病水液，澄澈清冷，皆属于寒是也。按之不痛，时胀时减者为虚。按之愈痛，腹胀不减者为实。东垣治法，枳术、补中二方，出入加减，随症取效。此症痰湿素盛，中气先伤，或为血蛊，或为水肿，见症不一，或宜开鬼门，或宜洁净府，或宜除陈莝，前人论之甚详，所谓上下分消其势也。如有兼目疾者，未有不两胞肿胀，眵泪赤涩，须察其本病之由，而以照顾脾胃为主。盖土败则木贼，木能生火，火又生风，眉睫之间，变端不测矣。若新感时邪，天行赤热，只以常法治之，不必过虑也。

### 咳嗽兼目疾论

咳嗽者，一由于胃气不清，一由于阴火上乘。五脏六腑，虽皆有咳，而大要不越"聚于胃关于肺"六字而已。何者？胃为脏腑之总司，肺为诸咳之门户也。外感咳嗽，有风从皮毛而入于肺者，有从背俞而入于肺者，有素患咳嗽，复加风寒，及形寒饮冷所致者，一表即清，故为轻症。不比杂病积久而发，急难取效也。然风热风燥，最当辨明。如冬时先伤其节之暖，复加风寒外遏，而致咳嗽痰结咽肿，身重自汗，脉浮者，风热也，宜用葳蕤汤，慎不可用辛热发汗。燥为秋气，令不独行，长夏湿土之余气，既伏藏于肺胃之间，至深秋燥令大行，与湿不能兼容。至于挟风寒之威，而成咳嗽者，风燥也。惟千金麦门冬汤、五味子汤为宜。盖肺燥胃湿，两难分解，故敛散互用，燥润杂出也。若兼目疾，风热则赤痛，风燥则涩痒，气逆则睛胀，痰凝则视昏，治如上法。至于火炎干咳，悉是阴虚。大抵肾水枯竭，肝脏多火，故及于目，只宜壮水制阳，如六味加麦冬、五味子之类，堪称善治。若导火之法，断断不可用也。更有形寒饮冷，伤于肺胃，连及脾脏，咳嗽多痰，目胞浮肿，气轮红赤，宜桂枝人参汤、枳实理中汤、四逆加人参汤等治之。不明乎此而误用寒凉之药，鲜不为害矣。

### 黄疸兼目疾论

黄疸病，以湿得之，故口渴难治，不渴易治。其症有阴有阳，由于湿之有寒有热。阳黄者，湿从火化，瘀热在里，胆热液泄，与胃之浊气共并，上不得越，下不得泄，熏蒸郁遏，面部先黄，次及身体指甲，汗溺俱黄，黄如橘子色，阳主明，治在胃。阴黄者，湿从寒水，脾阳不能化热，胆液为湿所阻，浸淫肌肉，溢于皮肤，色如熏黄，阴主晦，治在脾。《伤寒》发黄，《金匮》黄疸立名虽异，治法则同。再瘀热入胃，有因食谷者，有因醋酒者，有因色欲者，上盛则一身尽热，下郁则小便为难。食滞宜消之，酒热宜清之。女劳秽浊，始宜解毒，继则滑窍。湿在上，以辛散，以风胜湿；在下，以苦泄，以淡渗。各有方法，可按症以求之也。若寒湿在里，惟罗谦甫茵陈四逆汤，最有卓识，诚足补仲景之未备者也。然无论寒湿湿热，其目皆黄，甚至瞳神亦黄，势必云雾翳障，瞻视昏花，治亦无他法，以茵陈为主，五苓四逆，随症选用。黄虽分阴阳，实阳多阴少也，故叶天士曰：夏秋疸病，湿热气蒸而成。堪为明征。而徐灵胎疸囊之说，滥夸其方，不肯示人，苟有济世之心，何忍珍而不露哉？

### 遗浊兼目疾论

遗浊本二症，遗是遗精，浊是浊带。遗分有梦无梦，浊分赤色白色。有梦而遗者，相火之强也；无梦而遗者，心肾之衰也。浊而赤色者，血虚热甚也；浊而白色者，气虚湿热也。然遗精症状，各有不同。大抵小便后流出不可禁者，为湿热下注，不小便而自出者，为精关滑脱。或茎中痛痒，常欲如小便者，为败精阻滞。凡人酒色过度，思虑无穷，致真元衰惫，虚火流行，每多患此。又浊带症状各有不同，大约以干掩窍端者为火，不干掩者为湿。小水赤涩而痛，或浊有赤色者，为小肠湿热。小水不赤不痛，而所下色白，或渗利转甚者，为脾气下陷。茎中痒痛而发寒热，或有结痛者，为毒邪所侵。丹溪谓：胃中浊痰渗入膀胱，未足以尽之也。设有是症而兼目疾，遗是精病，肾之虚也，宜贞元五子饮之类。浊是气病，膀胱不化也，宜通关五苓散之类，其目眵泪赤肿，湿热相火也，宜萆薢分清饮。或翳雾羞明者，脾肾两亏也，宜脾肾双补丸。或瞳神淡白者，乃真精走尽，元气大亏，不可为矣。惟宜大剂填补，希冀百中之一也。

### 痎疟兼目疾论

痎者，疟之总名也。疟者，病之暴疟也。经曰：夏伤于暑，秋必痎疟。盖暑热伤阴，暑必挟湿。湿与热并，不泻则痢，不痢则疟也。又曰：阴阳相搏而疟作，阴搏阳而为寒，阳搏阴而为热。如二人相争，此胜则彼负，彼胜则此负。阴阳互相胜负，故寒热并作也。大抵无痰不成疟，外感四气，内伤七情，饮食饥饱，房室劳倦，皆能致之。而其中气凝滞，鼓动痰涎，则一也。三阳为浅，三阴为深。太阳之疟，腰背头项俱疼，先寒后热，热止汗出。阳明之疟，鼻干舌燥，寒甚乃热，热甚汗出，喜见日光。少阳之疟，口苦胁痛而呕，寒热往来，身体解㑊①。少阴之疟，寒少热多，呕吐独甚，舌干口燥，欲闭户牖而处。太阴之疟，惨然太息，腹满恶食，病至善呕，呕已乃衰。厥阴之疟，腰痛，少腹满，小便数而不利，恐惧不足，腹中悒悒②。若有兼目疾者，当分经专治，暑者清之，湿者燥之，风者散之，虚者补之，调其寒热，治以温凉。其治本病之方，仲景小柴胡汤出入加减，洵为至当不易，毋忽视也。

### 泻痢兼目疾论

泻痢乃脾胃之疾，六气中除燥气外，皆能为泻。然伤于寒湿者为多，其邪从经络而入，犯及中土，所以治泻以补脾为君，除邪为辅。若中气下陷，泄泻无常者，宜补中、归脾主之，乃正治也。五更肾泻，古人皆用四神丸，未必皆验，盖因湿伤水脏故也，当用金匮泽泻汤，加姜、桂、五味、萆薢之类，往往获效。又有肝肾大虚，命门火衰，不能蒸化糟粕而时见泄泻者，宜附子理中汤，或右归丸加紫石英、粟壳之类，以固敛之。痢疾多患于夏秋之间，当初起正值暑湿全盛时，用通利之剂即愈。盖积滞亦是肠中津液，气不统运，变为败垢，调其气则失统之败垢自下，未伤之津液亦安。近世执痛随利减之说，概用通利，久痢虚痢则危矣。郭友三治一人，阴虚发热，下痢不食，用猪

---

① 解㑊（yì 亦）：懈怠也。
② 悒（yì 翼）悒：不舒之貌。

苓汤、阿胶黄连汤而痊，可谓善悟。泻症若兼目疾，却不可过用祛风利湿，惟宜健脾，如异功散之类，随症加减。痢症若兼目疾，宜行血调气，如香苏、平胃、四物，或佐香连丸、清宁丸皆可。若泻痢久而目生翳障者，乃阴分受伤也，法宜滋阴，甘草、阿胶可随症加入。总之津液下泄，不能上承于目，延久必有翳膜之患，当去其宿积，固其肠胃，标本兼施，泻痢得止，则目患自除矣。

## 疮疡兼目疾论

疮疡者，六阳火燥有余，水不能制，以致妄乱无拘，燔灼于经络之间，蒸逼于肌肤之内，气血为之壅滞，日积月累，而毒成矣。阳毒必高凸红赤掀肿，治之易愈。阴毒必低凹青黑平塌，治最难痊。或发于头面，或发于手足，或发于身体，其名不一，其状各殊。治之之法，诸家皆有条论，《选粹》诸书可考也。其妙在用药升降得宜，及薄贴之道地，内服汤剂，不过排脓消肿而已。外科诸症，大约热者多，寒者少，火性上炎，目窍至高，最易冲犯。目为肝窍，肝属于木，又为火之从生，同类相应，自然之理。而肝与胆，又为表里，胆腑清净，疮毒为浊邪挟其火势，扰害少阳，苟其平素肝肾有亏，阴虚血少，胆汁不充，安能滋其目络。故热邪乘虚而入，发出目患。若发于病毒之时，须用三黄、四物，专治其毒，毒愈而目亦愈。若发于病毒之后，治用解毒凉血之类，热退而目亦得愈。至于椒疮、粟疮、眼瘝、眼癣之症，为本科自有之病，不可与疮疡同语也。

## 胎产兼目疾论

胎前产后，症亦繁多。大法胎前以安胎为第一义，产后以行血为第一义。然安胎之药，不专恃苓、术也。形盛气实，胎常不运者，非香砂耗之不安。血虚火旺，腹常急痛者，非芎、归养之不安。体肥痰盛，呕逆眩晕者，非芩、半豁之不安。或因风寒外伤，而胎不安者，桂枝汤、香苏饮皆宜。此安胎之要诀。若兼目疾，治法亦不外此，惟气虚不运者，发在右目，翳障羞明，宜补气和中，如四君子加香、砂之类是也。血虚不能滋养肝木，化火生风者，发在左目，星翳胬肉，宜补血清热，如四物汤加黄芩之类是也。若风寒外感，发为目病，而兼妊娠，宜解散之中兼和血调气，如苏梗、枳壳、芎、归之类，皆可参用也。产后有三冲、三急、三禁。三冲者，瘀血之冲肺、冲心、冲胃也。三急者，新产之呕吐、泄泻、多汗也。三禁者，禁佛手散，以川芎能发汗也；禁四物汤，以地黄能作泻也；禁小柴胡汤，以黄芩能阻恶露也。若兼目疾，因气血大亏，不能裹精而为瞳神散大，宜急补气血，固敛精膏。或因去血过多，木失所养，而为翳雾羞明，宜养血平肝。有哭泣悲伤，而为拳毛倒睫者。有邪乘空窍而为沿烂流泪者，皆气血不足所致，治宜护肝养血。盖产后肝胆发生之气甚弱，而血液衰少，必须调护培养，务在早治，莫待病根深入，为终身之患也。

### 经带兼目疾论

经者，经脉也。血随气行，周身旋转，应月而下，不失其常，故即谓之经水。带者，带脉也，环束如带，管摄诸经，失其所司，时流秽浊，故即谓之带下。女科首重调经，其人心脾充旺，则经候如常。盖脾输五谷之津液，归于心，入于脉，变赤而为血，血有余则注于冲任而为经水。苟心脾衰弱，便有参差不月之虞。血虚者，后期而至，血热者，先期而来。阴气胜阳，则血不营运，故令乍少。阳气胜阴，则血流散溢，故令乍多。忧思过度则气结，气结则血亦结。郁怒过度则气逆，气逆则血亦逆。气血结逆于脏腑经络之间，而经闭不通矣。又有经前误食冷物，遏抑阳明之路，阻其血脉，每次经来，必先腹中作痛，或筋骨酸疼，经后风寒乘虚客于胞门，伤其冲任，所生之血不能宣流而下，断续淋漓，或成块作片，此皆当察其虚实而治之也。经闭不调，皆有目患。盖目为血脉之宗，血不足，则脾脏失职，不能归明于目，而且肝木无制，必然化火生风，为星翳雾障，甚则挟相火上行，刑克水源，为瞳神淡白。经水逆行而上，目中清纯之膏，为浊阴扰乱，或为瘀血灌睛，或为胭脂内障。先贤治法，气虚阴胜者，四君子主之。气滞者，四君加香附、延胡索调之。血虚阳胜兼热者，四物加芩、连、丹皮清之。血实有瘀者，四物加桃仁、红花破之。忧思者，归脾汤补之。郁怒者，加味逍遥散佐以越鞠丸达之。经来胀痛者，当归抑气散行之。风寒内客者，当归养荣汤加薤白以温之散之。带之为病，五脏六腑皆有之。《产宝》云：带下三十六疾，分十二症、九痛、七害、五伤。然总而论之，不过虚实二字，故后人只以赤白言之。凡风寒湿热客于胞门，传至脏腑，结于带脉，津液因之涌溢而出，必辨其色赤者为热，白者为寒，青者为风，黄者为湿。《内经》言白蛊、白液、白淫，皆主任脉为病，治宜专固任脉。若因脾虚，中气下陷，不能统固，宜补中升阳。或因心肾不交，相火蒸烁膏液，宜交通心肾。若兼目疾，因于风寒湿热者，必翳障羞明。因于脾虚心肾不交者，必午后干涩，甚则瞳神昏暗，皆由津液暗耗，无以滋荣。总宜闭其精窍，开其水道，庶清浊得分，更兼用补其气血，和其阴阳。气血旺，则客邪无隙可乘，阴阳和，则水火得以既济矣。

### 痘疹兼目疾论

小儿痘疮，皆由父母交媾之时，淫火炽甚而得。所谓先天之毒，禀于有生之初者也。盖痘本先天淫毒，伏藏于肝肾之内，触四时不正之气，浡①然发泄，气领血载，达于肌肤之外，良由卫气运于脉外，营血行于脉中，气能祛毒外出，血能载毒上行。凡原气之强盛者，不满旬日，成痂而愈矣。若元气羸弱，气血偏虚，寒热偏胜，毒不能尽达肌表，遗留而上逆，则目中生痘，损坏瞳神。又或成浆之后，毒出肌肤，五内之元气已虚，药饵之补益不济，有余之毒，不能出外，反深入于内，因而目中星遮翳蔽，变症不一。惟验其靥②之白色者，属于气虚，淡红者，属于血虚，紫色者，属于余毒未清。若过期而靥不脱者，乃气血大亏之象，调其寒热温凉，益其偏虚血气，则目明翳消而得愈矣。疹者，痘之末疾，发于脾肺二经，内应手足太阴，感天地间沴戾③之气，故名疹也。然名各有异，苏松谓之痧子，浙江谓之瘄子，湖广呼为麻子，北直谓之疹子，山陕谓之肤疮，曰糠疮，曰赤疮，名虽不同，其症则一。总由君相二火燔灼，太阴脾肺受之。故其为症，必喷嚏咳嗽，面肿颊红，目胞肿胀，眼泪汪汪，惟气旺邪浅者易治。邪盛正虚，不胜其毒，则危机立至。更有愈后余热未清，上乘空窍，肝木受克，则黑珠星障昏花，羞明涕泪。切忌酸寒伐胃，宜清养肺阴，补其气血。若误认为风，设以表散，犹之抱薪救火矣。

### 五疳兼目疾论

小儿五疳者，肝疳、心疳、脾疳、肺疳、肾疳也。其说创于钱氏，皆因脏腑柔弱，气血未充，或病后失调，或饮食饥饱，

---

① 浡然：旺盛的样子。
② 靥（yè 业）：本义指面颊上的微涡，此为结痂之义。
③ 沴（lì 利）戾：指天地四时之气不和而生的灾害。

致伤脾胃而成疳症。津液内亡，虚火妄动，伤于何脏，发为何病，形症各殊。肝疳者，一名风疳，白膜遮睛，泻血而瘦。心疳者，两眦红障，面黄颊赤。脾疳者，一名肥疳，上胞肿胀，腹大嗜甘。肺疳者，一名气疳，白珠绉翳，喘嗽气促。肾疳者，一名骨疳，瞳神凹凸，喜卧湿地。五脏治法繁多，不能概述，大要不离乎补脾健运，则清浊自分，中土有权，生机日盛，以异功散为君，随症加减。如枸杞、白芍以补肝，山药、阿胶以补肺，归身、枣仁以补心，黄芪、红枣以补脾，熟地、菟丝以补肾，使脾胃稍旺，阴血渐充，继进地黄汤，以养阴收功，岂非善治？夫疳者，干也，皆由内热熏蒸，消烁津液。然不可因其热而用苦寒之药，再困脾阳，重伤胃气。世俗呼为疳积，谓疳必兼积，概用消导，不知疳乃虚症，补之尚恐不及，而妄行攻伐，安有愈期乎。又有虫疳者，其虫如丝，出于头项腹背之间，黄白赤者易治，青黑者难治。蛔疳者，眉绉多啼，呕吐清沫。脊疳者，拍背有声，脊骨如龟。脑疳者，头皮光急，脑热如火。其症虽多，不出于五脏，宜以前法治之。然五疳之中，心肾二疳甚少，肝脾肺三疳常常有之。虫疳者，余亦屡见也。姑举其要，以备后学人留意焉。

## 辨脉法

《脉要精微论》曰：微妙在脉，不可不察。《邪气脏腑病形》篇曰：按其脉，知其病，命曰神。《秦越人六十一难》曰：切脉而知之谓之巧。许叔微曰：脉之理幽而难明。吾意所解，口莫能宣也。凡可以笔墨载，可以口舌言者，皆迹象也。至于神理，非心领神会，乌能尽其元①微。《方盛衰论》曰：受师不卒②，使术不明，不察从逆，是为妄行。推雌失雄，弃阴附阳，不知并合，诊故不明。甚矣。脉之不可不辨也。其大要当合《素问》《灵枢》及各家论说，熟读而玩绎之，自能领悟。惟常变之理，不可不知。凡人之脉，有素大素小、偏阴偏阳者，此其赋自先天，各成一局也。邪变之脉，有倏缓倏疾，乍进乍退，此其病之骤至，脉随气见也。故诊脉者，必须先识脏脉，而后可以察病脉。先识常脉，而后可以察变脉。然有脉病相符者，有脉病相左者，有病亢极而脉忽反变者，如阳证见阳脉，阴症见阴脉，此脉病相符也。证似阳而脉不鼓指，证似阴而脉鼓盛者，此脉病相左也。阳盛者，脉必洪大，至阳盛之极，而脉反伏匿，阳极似阴也。阴盛者脉必微细，至阴盛而脉反躁疾，阴极似阳也。此病亢极，而脉忽反变也。又有从合之辨，如脉浮为表，治宜汗之，此其常也。而亦有宜下者，仲景云：若脉浮大，心下硬，有热，属脏者攻之，不令发汗是也。脉沉为里，治宜下之，此其常也。而亦有宜汗者，少阴病，始得之，反发热，脉沉者，麻黄附子细辛汤微汗之是也。脉促为阳，当用葛根黄芩清之矣。若脉促厥冷为虚脱矣，非温不可，此又非促为阳盛之脉也。脉迟为寒，当用附子干姜温之矣。若阳明脉迟，不恶寒，身体汗出，则用大承气汤，此又非迟为阴寒之脉也。是皆从证不从脉也。至于表症汗之，此其常也。仲景曰：病发热头痛，脉反沉，身体疼痛，当救其里，用四逆汤，此从脉之沉也。里症下之，此其常也。日晡发热者，属阳明，脉浮虚者，

① 元：本应作玄，为避清圣祖玄烨名讳而作元。
② 受师不卒：学业没有完结。卒，完毕。

宜发汗，用桂枝汤，此从脉之浮也。结胸症，当以大小陷胸下之矣。脉浮大者，不可下，下之则死，是宜从脉而治其表也。身疼痛者，当以桂枝麻黄解之矣。然尺中迟者，不可汗，以营血不足故也，是宜从脉而调其营矣，此皆从脉不从症也。世有切脉而不问症，问症而忽脉者，得非仲景之罪人乎。陶节庵曰：问病以知其外，察脉以知其内，全在治法二字，乃临症切脉之要诀也。余历来治目，无不详参脉证，以定治法。如陆某朱某，同一胬肉壅肿，黑珠内泛，一则脉沉迟，知其阴虚不足，复感寒邪，故余用六物汤加炮姜，以养阴温胃。一则脉浮迟而细，知其气血两亏，寒而兼风，故余用四物逍遥，加苏木红花，以祛风理血。张某艾某，同一珠大脱眶也，一则两尺浮洪无根，右寸濡弱无力，此肺金不能生水，肾火浮越所致，故余用金匮肾气丸，以降其浮阳。一则两尺细数，右寸浮洪，此肾水枯涸，肺气上冲所致，故余用人参固本煎加牛膝，以清其亢热，此证同脉异，而治亦异也。又如钱某瞳神散大，李某两目眦肉突出发痒，判然两症，然二人尺脉均细数，寸脉均洪大，皆由于心肾不交，故余同以滋阴六味丸，去萸肉，加女贞子以治之。此证异脉同，故治亦同也。至如孔某视白为黄，视红为紫，视正为横，乃阴极阳飞之症，脉宜浮洪，今反细涩，所谓过极者，反兼胜己之化也。余以七味二地温补之，此凭症而不凭脉也。大抵阴阳虚实，最宜详审。张介宾曰：凡值疑似难明处，必须用四诊之法，详问其由，兼辨其声色。但于本末先后中，征之以理，斯得其真。若不察此，而但谓一诊可凭，信手乱治，亦岂知脉症最多真假，见有不确，安能无误。且常诊者，知之犹易，初诊者，决之甚难，此四诊之所以不可忽也。

## 辨舌法

经曰：能合色脉，可以万全。舌尤色之易见者。昔张仲景著《伤寒论》及《金匮要略》，皆详舌胎，后人《伤寒舌鉴》《脉理正义》，皆本此而推广之。惟杜清碧《验证舌法》，尤为简明。盖舌为心窍，脏腑有病，必见之于舌。目病本于脏腑，故宜合舌胎以辨之。惟外感有之，而内伤绝少。凡症初起，舌有白胎薄而淡者，是寒邪初入太阳也。白屑满舌，邪将传入阳明也。白胎干厚者，此太阳热病也。白胎兼滑者，此太阳阳明并病也。白胎而中有微黄者，此太阳之邪渐入阳明也。如表未罢，双解之；表已罢，下之。如作泻，清之导之。白胎而尖微有刺者，此少阳阳明也。白胎而中有黑点者，亦少阳阳明也。如表未罢者，和解之。表已罢，微下之。白胎而满黑刺者，此三阳合病也。白胎在左，阳明虚热也。白胎在右，少阳受邪也。白胎而腻滑者，痰也。舌无白胎，外症厥冷者，寒中少阴也。白胎或左或右，而余见黄黑，外证下利，痛引小腹者，脏结也，热甚者下之，无热者温之。白胎在尖红者，少阳也。舌胎根白而尖者，太阳少阳并病也。舌白无胎而明淡，外症热者，胃虚也。凡舌无胎垢而色变者，皆属虚也。白胎厚如积粉者，此瘟疫初犯膜原也。白胎而尖根俱黑，乃金水太过，火土气绝于内，虽无凶证，亦必死也。白胎中见黑色两条，乃太阳少阳之邪入于胃，因土气衰绝，故胸中结痛也。白胎中见灰色两条，乃夹冷食舌也。舌见微黄胎者，邪入阳明，里热症也。次见深黄者，热渐甚也。再见干黄焦黄者，热愈亢也，宜下之。舌胎根黄而尖白者，表少里多也。黄胎而滑者，阳明湿热也。黄胎而上有隔瓣者，邪毒甚深，急下之。黄胎双垂夹见者，正阳阳明也。

黄胎而中有斑者，将发斑也。无斑者，专下之。黄胎而中有刺者，胃热甚也。黄胎而中有小黑点者，邪将入脏也，急下之。黄胎久而变黑，干燥生刺者，实热亢极之候，不治者多。若遇此症，必须掘开舌胎，视辨底红者，可急下之，辨底黑者，不治。舌胎中心黑厚而干者，为热盛津枯之候，舌中黑无胎而燥，津液受伤，虚火用事也。舌黑有津边红，证见谵语者，虚人攻补兼用之，壮实者急下之。夏月中，多有此舌，以辛凉解之，间有大虚之候，须合脉症参之。中黑边白而滑者，表里俱虚寒也。凡舌胎纯黑者有两症，一为火极似水，一为水来克火，其辨法火亢盛者，胎厚而多刺，水来克者，胎薄而无刺。若舌黑中烂者，不治。舌至干黑而短者，不治。产后舌紫黑者，不治。凡见黑色，须问曾食酸物及甜咸物否，以其能染成黑色，非因病而生，故润而不燥，刮之即退也。若舌胎见灰色，即黑色之轻者，与黑同治，亦有阴阳之分。如直中阴经者，实时舌变灰黑，而无积胎，如传经热症，则灰黑干胎。大抵舌上黄白黑俱有胎，红紫则有色而无胎也。舌见纯红者，乃火亢之极，瘟疫将深之象也。舌中心见红者，此太阳症也。舌红而尖起紫泡者，此心经热毒也。舌红而中见紫斑者，将发斑也。舌淡红而中见红赤点者，将发黄也。舌红而碎裂如"人"字纹者，此阳明传热于少阴心也。舌淡红而碎裂如"川"字纹者，此心经积热也。舌红而有刺者，此胃有热积也。舌红而内有黑纹数条者，乃阴毒结于肝经，肝主筋，故舌见筋丝也。舌红而有重舌者，此热毒入心胞，舌红而胀大满口，此热毒入于少阳阳明，均宜刺出恶血。舌红而出血如衄，此热伤心胞也，宜凉血止血。舌红而硬强失音者，死候也，有痰者导之，内实者下之，间有生者。舌红而碎烂如虫蚀者，此少阴瘟毒也，下之。舌红而吐弄者，此热在心脾也。舌红而战动难言、舌红而痿软不能言者，皆心脾虚极也，多用人参可救。舌红而干瘪者死，不治。舌见纯紫色者，此酒毒也。舌紫而中心带白者，酒毒在少阳也。舌紫而中心带赤者，酒毒在阳明也。舌淡红而中见紫黑筋数道者，此厥阴真寒症也。据此论治，可以辨虚实，别死生矣。

## 用方法

汉张仲景治伤寒，立一百十三方，此用方之祖也。其中增减分合，立法最善。如桂枝汤加葛根，则为桂枝加葛根汤，此增法也。桂枝汤去芍药，则为桂枝去芍药汤，此减法也。桂枝汤去芍药加附子，此增减并用法也。桂枝二麻黄一汤，桂枝二越婢一汤，此合法也。桂枝麻黄各半汤，此合而兼分之法也。盖病情百变，方难胶一。故有一方之中，寒热并用，仲景附子泻心汤是也。攻补并用，陶氏黄龙汤是也。若药性相反而兼用者，胡洽治痰癖，十枣汤加甘草；丹溪治劳瘵，莲心饮与芫花同行是也。又如丹溪治一妇，用四物汤去川芎，倍地黄加白术、黄芪、黄柏、甘草、人参一帖，腹大泄，目无视，口无言，知其病势深而药无反佐之功也，仍用前药炒熟与之而愈。此同一方，而一生一熟，相悬天壤也。至于君臣佐使，尤不可不知。如六君子专补气，故以人参为君，四物汤专补血，故以当归为君，切不可凌乱杂用，致昧要领。欲为医者，能先明制方之法，无难奏效。余治汪妇两目赤肿，左关脉沉数而微涩，此郁火伤肝症，宜用逍遥散。然时值暑令，恐柴胡复升动其火，因去之，加青蒿而病除。又治谢某，火旺水亏，宜用六味丸，但目有星障，不宜酸敛，因去萸肉加女贞而病除。又治谢某，两目红丝下坠，此由操劳过度，思虑伤脾，以致脾火刑金，宜用归脾汤。

但脾中尚有郁火，恐木香太燥，且能破气，因去之，加麦冬以润肺而病除。又治吴某厥阴头痛，气血素亏，脾肾两经复感受寒邪，致左目凝翳赤障，下起伤痕，宜用温补之剂。但仅祛脾脏之寒，则水不得温，仅祛肾脏之寒，则土不得暖。余以理中汤理阴煎，合治之而病除。凡兹各法，未可概述，但能随证应变，自免刻舟求剑之弊。若症有相似，方无参用，如阴症似阳者，其人目肿面赤，烦躁咽痛，身有微热，大便秘结，有似阳症，但渴欲饮水，复不能饮，切其脉沉细迟微或轻按洪数，重按沉弱无力，此乃水极似火。王太仆所谓身热脉数，按之不鼓击者，名阴盛格阳，非热也，宜用通脉四逆汤，倍加附子、人参，以接其真阳之气。设投寒凉，下咽即毙。阳证似阴者，其人目微赤，身寒逆冷，神气昏昏，状若阴证，然渴能饮水，大便硬秘，小便赤涩，设有稀粪利出者，乃旁流之物，非冷利也。其脉虽沉，切之必滑数有力，王太仆所谓病患身寒厥冷，其脉滑数，按之鼓击者，名阳盛格阴，非寒也。轻者白虎汤，重者承气汤。倘投温热，医杀之也。又有隔治一法，如《六节脏象论》曰：未至而至，此为太过，则薄所不胜而乘所胜也。张介宾谓：凡五行之气，克我者为所不胜，我克者为所胜，假如木气有余，金不能制，而木反侮金，薄所不胜也。余尝治一目痛脾泄呕吐之证，专用四君子而愈。盖此症由脾土衰弱，不能生金制木，时值春令，少阳用事，金气休囚，木挟相火，反刑肺金，故致目痛呕吐，复克脾土，故致泄泻。若从伐肝木，木必不能受制，惟用隔治一法，补土以生金，生金以制木，则金有生扶，木不能薄所不胜也。此即东垣补土平肝之意也。但天下之病无穷，古人之方，不能尽其变态，则因证立当抒独见。曾有干某，其目为石灰所伤，黑珠已损，视物不明，两眶肿痛。

又有廖妇，左目为火烙伤，黑珠已坏，疼痛难忍，此两症，如《飞鸿集》《龙木论》《银海精微》《原机启微》《审视瑶函》等书，及各大家集中，均所未载。余思石本属阳，又因火化灰，其性更烈，目为所伤，则血凝水涸，遂处一方，以韭菜地上蚯蚓泥煎汤令服，其肿痛立消，继以凉血之剂，目遂还光。盖蚓本土德，而星应轸[①]，水味性咸寒，最能清热，其泥尤甘寒，泻热解毒。必用韭菜地上者，韭入血分而行气，气血行则肿消，热毒清则痛止也。至火性燥烈，烙目尤酷，遂用陈菜子油令其灌洗，其肿痛亦立消。盖菜子辛温无毒，陈则辛温之气稍泄，目方苦燥，得此润之，痛可少减。且味带辛温，则能散其凝滞，而肿亦消矣。学人能细认病源，熟谙本草，何患症之难治哉。

## 用药法

夫病有虚实寒热之殊，故药有补泻温凉之别。若虚中挟实，实中挟虚，寒因热化，热因寒化，上寒下热，上热下寒。其症种种不同，则临证用药之法，不可不知。昔韩懋之嫂口舌唇皆疮，或至封喉，下部虚脱，白带如注，医或投凉剂解其上，则下部疾愈甚。或投热剂，及以汤药熏蒸其下，则热晕欲绝。懋曰：此亡阳症也，以盐煮附子为君，制以薄荷、防风，佐以姜、桂、芎、归，水煎后，入井冰冷与之，未尽剂即少瘥。或问其故曰：真对真，假对假。上乃假热，故以假冷之药从之。下乃真寒，故以真热之药反之。斯上下和而病解矣。此治假热真寒之法也。张锐治蔡鲁公孙妇产后次日大泄，而喉闭不入食，众

---

① 轸：即轸宿，二十八宿之一。属水，为蚓，居南方朱雀七宿的最末一宿。

医曰：二疾若冰炭，虽司命无如之何。张曰：无忧也，取药数十粒使吞之，咽喉即通，下泄亦止。鲁公奇之，张曰：此于经无所载特以意处之。向者所用药，乃附子理中丸，裹以紫雪耳。方喉闭不通，非至寒之药不为用。既下咽，则消释无余。其得至腹中者，附子力也，故一服而两疾愈，此寒热并治之法也。罗谦甫治一妇肝脾郁结，午前用补中益气汤下六味丸，午后用逍遥散下归脾汤，此气血并治之法也。谦甫又治一妇，肝脾气滞，与归脾汤下芦荟丸，此补泻兼施之法也。薛新甫治一妇怒气伤肝，气血俱虚，朝用逍遥散，夕用归脾汤。又治一妇郁怒伤肝脾，朝用归脾汤，夕用逍遥散。盖一则肝阴大损，故先用逍遥以达木性，次用归脾以补其土，使木不能克制。一则脾土既为肝木所克，故先用归脾以扶衰敌强，次用逍遥以疏其气，使木性得畅，土不复克，此治标治本先后次序之法也。李东垣治息贲伏梁诸丸，初令服二丸，一日加一丸，二日加二丸，加至大便微溏为度。再从二丸加服，周而复始，俟积消大半而止。盖恐病浅药深，转伤正气，故必逐渐增添，此由少加多之法也。李士材制阴阳二积之剂，补中数日，然后攻伐，不问积去多少，再与补中，待其神旺，则复攻之，屡攻屡补，以平为期。此攻补迭用之法也。余本各法以治目疾，应手辄效。尝治沈某目红壅肿，眵泪如脓，口干唇燥，小便赤涩，此一水不能胜五火也。第降其火，则水不即生，第滋其水，则火不遽①息。乃以六味作汤下青宁丸，火清而水亦壮。又姚某右目为苗叶刺伤，白障满泛，疼痛不止，当以活血为本，治气为标，乃朝用四物汤，加苏木、红花、乳香、没药、䗪虫，以行其血，夕用沉香越鞠

---

① 遽（jù 据）：遂，就。

丸，以通其气。又干某痘后，两睥生癣，此因虚郁热停滞脾胃，当以扶脾为本，清热为标，乃朝用六君子去甘草，加升麻、望月砂、杏仁，以健脾润肺，夕用清目散，以泻火。又李某两目赤障，昼则时痛时止，此阳不和也，乃朝用香砂六君子，以和其阳。然上焦郁气未通，再用搐鼻碧云散，以达其气。又马某两目赤翳，夜则时痛时止，此阴不和也。余用补肝散合四物汤，以和其阴。然浮火上升，不可不降，再用熟地附子捣烂，涂涌泉穴，以降其浮游之火。又刘某两目昏眊，胸膈郁闷，无事生怒，此肾水不能生肝木也，余用左归饮下越鞠丸，则壮水之中兼解其郁。凡此阴阳互济，气血并调，虚实兼治，诸法不能遍举，略述数条，以待学人隅反。或曰何不合一汤以治之？余曰不然。用药之法，同于用兵，譬如两支兵合路而来，则合师以剿，自可奏功。若东一支兵，西一支兵，分路来犯，若合师以剿，东驰西走，力不能专，何如分师进取各奏成功。然而奇正相生，各存乎人，总期变通尽利。故兵法曰：多算胜者，少算不胜也。

# 卷 三

## 汤丸备要

**六味地黄丸**<sub>仲阳</sub>

治肝肾不足，真阴亏损，精血枯竭，憔悴羸弱，腰痛足酸，自汗盗汗，水泛为痰，发热咳嗽，头晕目眩，耳鸣耳聋，遗精便血，消渴淋沥，失血失音，舌燥喉痛，虚火牙痛，足跟作痛，下部疮疡等症。

熟地<sub>八两</sub>　山萸肉<sub>酒润</sub>　山药<sub>各四两</sub>　茯苓<sub>乳拌</sub>　丹皮　泽泻<sub>各三两</sub>

上蜜丸梧子大，空心盐汤下。如用作汤，分两酌定。

**崔氏八味丸**<sub>金匮</sub>

治命门火衰，不能生土，以致脾胃虚寒，饮食少思，泄泻腹胀，或元阳虚惫，阳痿精寒，脐腹疼痛，夜多漩①溺，膝酸腰软，目昏等症。

即前六味加肉桂、附子各一两。

**七味丸**

治肝经气虚，筋无所养，变为寒症，以致筋骨疼痛，脚软懒行，及伤寒服凉药过多，水中无火，手足牵引，肝经血虚，以致火燥筋挛，变为结核瘰疬等症。

即前六味加肉桂一两。

---

① 漩：原指回旋的水流，此处指小便。

## 都气丸

治劳嗽，益肺之源，以生肾水也。

即前六味加五味子。

## 八仙长寿丸

治虚损劳热。

即前六味加五味子二两，麦冬三两。

## 明目地黄丸 东垣

治肾虚目昏。

即前六味加柴胡、五味、归身，朱砂为衣。

## 滋肾生肝饮 养葵

治血虚气滞，或肩背绊痛，或胃脘当心而痛，或肝火郁于胃中，以致倦怠嗜卧，饮食不思，口渴咽燥，及妇人小便自遗，频数无度。

即前六味加柴胡、五味、白术、当归、甘草。

## 滋阴肾气丸

治目神水宽大渐散，或如雾露中行，渐睹空中有黑花，视物二体。久则光不收，及内障瞳神淡白。

即前六味去萸肉，加柴胡、五味、归身、生地，朱砂为衣。

## 知柏八味丸

治阴虚火动，骨痿髓枯。

即前六味加知母、黄柏各二两。

## 加味地黄丸

治肝肾阴虚，耳内痒痛出水，或眼昏痰喘，或热渴便涩等症。

即前六味加生地、柴胡、五味。

**左归饮**<sub>景岳</sub>

治肾水干枯，虚火上蒸脾胃，阴土受亏，以致饮食不进，大便燥结，甚至三阳癃闭，将成噎膈。治之于早，无不愈也。当以此方加归、芍，治伤寒舌黑唇焦，大渴引饮，此必服攻伐寒凉之药过多也，此方救之。治疟疾而兼燥症，热重寒轻者，此方更宜。

熟地三四钱或加至一二两　山萸肉一二钱，畏酸者少用之　山药二钱　茯苓钱半　甘枸杞二钱　甘草一钱

水二盏，煎七分，食远服。如肺热而烦者，加麦冬二钱。血滞者，加丹皮二钱。心热而躁者，加元参二钱。血热妄动者，加生地三四钱。阴虚不宁者，加女贞子二钱。上实下虚者，加牛膝二钱以导之。血虚而燥滞者，加当归二钱。脾热易饥者，加白芍二钱。肾虚骨蒸多汗者，加地骨皮二钱。

**左归丸**<sub>景岳</sub>

治真阴肾水不足，不能滋养营卫，渐至衰弱，或虚热往来，自汗盗汗，或神不守舍，血不归原，或遗淋不禁，或口燥舌干，或腰酸腿软，或昏晕眼花耳聋。凡精髓内亏，津液枯竭等症，俱宜速壮水之主，以培左肾之元阴，而精血自充矣。此方主之。

大熟地八两　山药　萸肉　枸杞　菟丝子<sub>制</sub>　鹿角胶<sub>切碎炒珠</sub>　龟胶<sub>切碎炒珠，各四两</sub>　牛膝<sub>酒洗蒸熟，三两，精滑者不用</sub>

蜜丸，每食前滚清汤或淡盐汤送下百余丸。如纯阴失守，虚火上炎者，宜用纯阴至静之剂，于本方去鹿胶、枸杞，加女贞、麦冬三两。如火烁肺金，干咳多嗽者，加百合三两。如气

虚者，加人参三四两。如大便燥结，去菟丝，加肉苁蓉三两。如血虚微滞，加当归四两。如腰膝酸痛，加杜仲三两，盐水炒用。如脏平无火，而肾气不充者，加破故纸、莲肉去心、胡桃肉各四两，龟胶不必用。上丸，五液皆主于肾，故凡属阴分之药，无不皆走肾。有谓必须导引者，皆见之不广尔。

**右归饮**景岳

此益火之剂也。凡命门之阳衰阴胜者，宜此方加减主之。如治阴盛格阳，真寒假热等症，宜加泽泻二钱，煎成，用凉水浸冷服之，尤妙。

熟地三四钱或加至一二两　萸肉一钱　山药二钱　杜仲姜制，二钱　枸杞二钱　炙甘草一二钱　肉桂一二钱　制附子一二三钱

水二盏，煎七分，食远服。如气虚血脱，或厥或昏，或汗或晕，或虚狂，或短气者，必大加人参、白术，随宜用之。如小腹多痛，加吴茱萸六七分。如火衰不能生土，为呕哕吞酸者，加炮姜二三钱。如阳衰中寒，泄泻腹痛，加人参、肉豆蔻，随宜用之。如淋带不止，加破故纸一钱。如血少血滞，腰膝软痛者，加当归二三钱。

**右归丸**景岳

治元阳不足，或先天禀衰，或劳伤过度，以致命门火衰，不能生土，而为脾胃虚寒，饮食少进，或呕恶膨胀，或反胃噎膈，或怯寒畏冷，或脐腹疼痛，或大便不实，泻利频作，或小水自遗，虚淋寒疝，或寒侵溪谷①，而肢节痛痹，或寒在下焦，而水邪浮肿，总之真阳不足者，必神疲气怯，或心跳不宁，或

---

①　溪谷：指肢体肌肉之间相互接触的缝隙或凹陷部位；亦指经络穴位。

四肢不收，或眼见邪祟，或阳衰无子等症，速宜益火之源，以培右肾之元阳，而神气自强矣。八味丸治之不愈者，宜服此，或用右归饮。

大熟地八两　山萸肉　山药　枸杞　菟丝制　杜仲姜炒　鹿角胶炒珠，各四两　当归三两，便溏勿用　附子制　肉桂各二两

蜜丸，服如前法。或丸如弹子大，每嚼服二三丸，白汤下，其效尤速。如阳衰气虚，必加人参以为之主，盖人参之功，随阳药则入阳分，随阴药则入阴分。欲补命门之阳，非加人参不能捷效。如阳虚精滑，或带浊便溏，加补骨脂酒炒三两。如飧泄肾泄不止，加五味子三两，肉豆蔻三两，面炒去油用。如饮食减少，或不易化，或呕恶吞酸，皆脾胃虚寒之症，加干姜三四两炒黄用。如腹痛不止，加吴茱萸二两，汤泡半日炒用。如腰膝酸痛，加胡桃肉连皮四两。如阴虚阳痿，加巴戟肉四两，肉苁蓉三两，或加黄狗外肾一二副，以酒煮烂捣入之。

### 人参固本丸千金

治肺劳虚极，脾虚烦热，或小便短赤，大便闭结，此阴虚有火之圣药也。

人参二两　天冬　麦冬　生地　熟地各四两

蜜丸。

### 天王补心丹道藏

治思虑过度，阴血不足，怔忡健忘，心口多汗，大便或秘或结，口舌生疮等症。

生地四两　柏子仁　当归酒洗　酸枣仁各五钱　天冬一两麦冬一两　人参五钱　元参五钱　丹参五钱　五味一两　桔梗五钱　茯苓五钱，一用茯神　远志肉五钱

蜜丸弹子大，朱砂为衣，临卧灯心汤下一丸，或噙含化。一方有石菖蒲四钱，无五味子。一方有甘草。

### 龟鹿二仙膏

治瘦弱少气，梦遗泄精，目视不明，精竭之症。

鹿角十斤　龟板五斤　枸杞一斤　人参一斤

先将鹿角、龟板锯截刮净，水浸桑火熬成膏，再将人参、枸杞熬膏和入，每晨酒服三钱。

### 扶桑丸 胡僧

除风湿，起赢尪，驻容颜，乌须发，却病延年。

嫩桑叶 去蒂洗净，曝干为末，一斤　黑芝麻 名巨胜子，淘净，四两

用白蜜一斤，将芝麻擂碎，熬浓汁，蜜和炼至滴水成珠，入桑叶末为丸。一方桑叶为末，芝麻蒸捣等分，蜜丸，早盐汤下，晚酒下。

### 益气聪明汤 东垣

治内障目昏，耳鸣耳聋。

黄芪　人参各五钱　葛根　蔓荆子各三钱　白芍　黄柏各二钱升麻钱半　炙甘草一钱

每四钱，临卧服，五更再服。

### 玉屏风散 得效

治自汗不止，气虚表弱，易感风寒。

黄芪炙　防风各一两　白术炒，二两

为末，每服三钱。

### 苓术菟丝丸

治脾肾虚损，不能收摄，以致梦遗精滑，困倦等症。

茯苓　白术各四两　菟丝子倍用　莲肉去心，四两　杜仲酒炒，三两　山药二两　五味子酒蒸，一两　炙草五钱

上用山药末，以陈酒煮糊为丸，桐子大，空心白滚汤或酒下百余丸。

### 桑螵蛸散寇氏

治小便数而欠，能安神魂，补心气，疗健忘。

人参　茯苓一用茯神　石菖蒲盐炒　远志　桑螵蛸盐炒　龙骨煅　龟板酥炙，一用鳖甲　当归等分

为末，临卧服二钱，人参汤下。

### 四君子汤

治一切阳虚气弱，脉来虚软，脾衰肺损，饮食少思，体瘦而黄，皮聚毛落，言语轻微，四肢无力，及脾胃不和，泄痢虚饱。

人参　白术土炒　茯苓各二钱　甘草一钱

加姜、枣煎服。

### 异功散

调理脾胃。

即前四君子加陈皮。

### 六君子汤

治脾胃气虚，饮食不进，致成痰癖，不时咳唾，或胃气虚寒，动成呕恶。凡虚疟及诸病后宜之。

即前四君子加陈皮、半夏。

### 香砂六君子汤

治虚寒胃痛，或腹痛泄泻。

即前六君子加香附、砂仁。

## 六神散 无择

治小儿表热去后，又发热者。

即前六君子加山药、扁豆。

## 八珍汤

治气血两虚，及胃损，饮食不为肌肤。

即前四君子合后四物汤。

## 十全大补汤

治真阴内竭，虚阳外鼓。

即前八珍汤加黄芪、肉桂。

## 补中益气汤

治烦劳内伤，身热心烦，头痛恶寒，懒言恶食，脉洪大而虚，气短而渴，或阳虚自汗，或气短不能举元，致疟痢脾虚，久不能愈，一切清阳下陷，中气不足之症。

黄芪蜜炙，钱半　人参一钱　甘草一钱　白术土炒　陈皮当归各五分　升麻　柴胡各三分

姜三片，枣二枚煎服。如血不足，加当归。精神短少，加人参、五味。肺热咳嗽，去人参。嗌干，加葛根。头痛，加蔓荆子。痛甚，加川芎。脑痛，加藁本、细辛。风湿相搏，一身尽痛，加羌活、防风。有痰，加半夏、生姜。胃寒气滞，加青皮、蔻仁、木香、益智。腹胀，加枳实、厚朴、木香、砂仁。腹痛，加白芍、甘草。热痛，加黄芩。能食而心下痞，加黄连。咽痛，加桔梗。有寒，加肉桂。湿胜，加苍术。阴火，加黄柏、知母。阴虚，去升麻、柴胡，加熟地、山萸、山药。大便秘，加酒煨大黄。咳嗽，春加旋覆、款冬，夏加麦冬、五味，秋加

麻黄、黄芩，冬加麻黄不去根节。天寒加干姜。泄泻，去当归，加茯苓、苍术、益智。如冬月恶寒发热无汗，脉浮而紧，加麻黄。若脉浮而缓有汗，加桂枝、白芍。

### 调中益气汤

治脾胃不调，胸满肢倦，食少短气，口不知味，及食入反出。

即前补中益气汤去当归、白术，加木香、苍术。

### 四物汤

治一切血虚，及妇人经病。

当归酒洗　生地各三钱　白芍二钱　川芎钱半

如凉血，心加黄连，肝条芩，肺枯芩，大肠实芩，胆黄连，肾膀胱黄柏，脾生地，胃大黄，三焦地骨，心胞丹皮，小肠栀子、木通。如清气心与胞络加麦冬，肺枳壳，肝柴胡、青皮，脾白芍，胃干葛、石膏，大肠三焦连翘，小肠赤茯，膀胱滑石、琥珀。血虚，加龟板。血燥，加人乳。血瘀，加桃仁、红花、韭汁、童便行之。暴血，加薄荷、元参散之。血不止，加炒蒲黄、京墨。久不止，加升麻引血归经。妇人经血紫黑，脉数为热，加芩、连。血淡脉迟为寒，加桂、附。人肥有痰，加半夏、南星、橘红。人瘦有火，加黑栀、知母、黄柏。郁者，加木香、砂仁、苍术、神曲。瘀滞，加桃仁、红花、延胡、肉桂。气虚，加参、芪。气实，加枳、朴。王海藏加芩、术，名温六合汤，治经水过多；加栀、连，名热六合汤，治血热妄行；加姜、附，名寒六合汤，治血海虚寒；加芄、羌，名风六合汤，治血虚风痒；加陈、朴，名气六合汤，治气郁经阻。

### 知柏四物汤

治阴虚有火。

即前四物加知母、黄柏。

## 羌防四物汤

治风虚眩晕，风秘便难。

即前四物加羌活、防风。

## 元戎四物汤

治血结便秘，扑损瘀血。

即前四物加桃仁、红花。

## 加味四物汤薛氏

治血虚有热。

即前四物加丹皮、山栀。

## 当归补血汤东垣

治伤于劳役，肌热面赤，烦渴引饮，脉大而虚。

黄芪炙，一两　当归酒洗，二钱　空心服。

## 归脾汤济生

治思虑过度，劳伤心脾，怔忡健忘，惊悸盗汗，发热体倦，食少不眠，或脾虚不能摄血，致血妄行，及妇人经带，或心脾伤痛嗜卧，肢体作痛，大便不调，或瘰疬流注，不能消散溃敛。

黄芪蜜炙　当归酒洗　龙眼肉各二钱　枣仁炒研　白术土炒，各钱半　人参　茯神各一钱　远志去心，八分　木香磨冲　甘草各五分

姜枣煎。如肺肾受伤，加麦冬、五味。肝肾受伤，加白芍，更为有益。如从怫郁而起，则加柴胡、丹皮、山栀。如非二阳之病至怔忡，去木香加枸杞。如梦遗，加熟地、五味、白芍、牡蛎。如挟心包有余之火，加黄连、生地。有痰，加贝母。如

挟相火者，加黄柏、知母、麦冬。

### 加味归脾汤薛氏

治血热。

即前归脾汤加丹皮、山栀。

### 黑归脾汤

治阴虚血少。

即前归脾汤加大熟地，亦有将全料炒黑用者。

### 人参养营汤

治脾虚食少无味，身倦肌瘦，肺虚色枯气短，毛发脱落，小便赤涩，营血不足，惊悸健忘，寝汗发热，诸种虚症。

人参　白术　白芍各钱半　黄芪蜜炙　当归二钱　茯苓一钱
熟地三钱　甘草炙　陈皮　桂心　远志各五分　五味十粒

加姜、枣煎。

### 二至丸

补腰膝，壮筋骨，强肾阴，乌须发。

冬青子即女贞实，冬至日采，不拘多少，阴干，蜜酒拌蒸，晒干为末，瓷瓶收贮　旱莲草夏至日采，不拘多少，捣汁熬膏，和入

临卧酒服。一方加桑椹干为丸，或桑椹熬膏和入。

### 休疟饮景岳

此止疟最妙之方也。若汗散既多，元气不复，或以衰老，或以弱质，而疟有不能止者，俱宜用此。化暴善后之第一方也。

人参　白术炒　当归各三四钱　何首乌五钱，制　炙草八分

用阴阳水①各一盏，煎七分，露一宿，次早温服。如阳虚多寒，宜温中散寒者，加干姜、肉桂之类，甚者，或加制附子。如阴虚多热，烦渴喜冷，宜滋阴清火者，加麦冬、生地、芍药，甚者，加知母，或加黄芩。如肾阴不足，水不制火，虚烦虚馁，腰酸脚软者，加熟地、山药、杜仲之类。如邪有未尽，而留连难愈者，于此方加柴胡、麻黄、细辛、紫苏之属，自无不可。如气血多滞者，或加酒水各一盏煎，服药后，饮酒数杯亦可。

### 桂枝汤仲景

治太阳中风，阳浮而阴弱，发热头痛，自汗恶寒，鼻鸣干呕，及阳明病脉迟，汗出多，微恶寒者，表未解也，可发汗。

桂枝三两　芍药三两　甘草炙，二两　大枣十二枚　生姜三两

热服，须臾啜稀热粥以助药力，宜温覆取微汗，不可令如水淋漓，汗出病瘥停后服，服一剂尽，病症犹在者，更作服。

### 神术散海藏

治内伤冷饮，外感寒邪而无汗者。

苍术制　防风各二两　甘草炙，一两

加生姜、葱白煎。如太阳症发热恶寒，脉浮紧者，加羌活。浮紧带洪者，是兼阳明，加黄芩。浮紧带弦数者，是兼少阳，加柴胡。

### 香苏饮局方

治四时感冒，头痛发热，或兼内伤，胸膈满闷，嗳气恶食。

---

①　阴阳水：即生水与开水混合而成的水，取其阴阳调和之性。《本草纲目·水·生熟汤》："以新汲水百沸汤合一盏和匀，故曰生熟。今人谓之阴阳水。"

香附炒　紫苏各二钱　陈皮去白，一钱　甘草七分

加姜葱煎。伤食，加消导药。咳嗽，加杏仁、桑皮。有痰，加半夏。头痛，加川芎、白芷。伤风鼻塞头昏，加羌活、荆芥。心中卒痛，加延胡索酒一杯。

### 清震汤

治雷头风，头面疙瘩肿痛，憎寒壮热，状如伤寒。

升麻　苍术各五钱　荷叶一枚

### 小柴胡汤仲景

治伤寒中风，少阳症，往来寒热，胸胁痞满，心烦喜呕，默默不欲食，或胁下痛。或腹中痛，或渴或利，或咳或悸，小便不利，耳聋口苦脉弦。

柴胡半斤　黄芩三两　人参三两　甘草一两　生姜四两　半夏半升　大枣十二枚

水一斗二升，煮六升，去渣再煎，取三升，温服一升，日三服。呕逆，加生姜以散逆，陈皮以理气。烦而不呕，去半夏、人参，加瓜蒌以荡郁热。渴者去半夏，加花粉以生津。若渴外有微热，去参加桂枝以解肌，覆取微汗。咳嗽，去参、枣、生姜，加五味以敛肺，干姜以散寒。齿燥无津，加石膏以清胃止渴。虚烦，加竹叶以凉心、糯米以和胃。痰热，加瓜蒌、贝母。腹痛，去黄芩加芍药。胁下痞硬，去大枣加牡蛎。胁下痛，加青皮、白芍。心下悸，小便不利，去黄芩加茯苓。本经头痛，加川芎。发黄，加茵陈以利湿。

### 越鞠丸丹溪

统治六郁胸膈痞闷，吞酸呕吐，饮食不消。

香附醋炒　苍术泔制　抚芎　神曲　栀子炒黑

等分面糊丸。如湿郁，加茯苓、白芷。火郁，加青黛。痰郁，加半夏、南星、瓜蒌、海石。血郁，加桃仁、红花。气郁，加木香、槟榔。食郁，加山楂、麦芽、砂仁。挟寒，少加吴茱萸。

### 逍遥散 局方

治血虚肝燥，骨蒸劳热，潮热咳嗽，往来寒热，口干便涩，月经不调。凡肝胆两经郁火，以致胁痛头眩，或胃脘当心而痛，或肩胛绊痛，或时眼赤痛，连及太阳，妇人郁怒伤肝，致血妄行，赤白淫闭，沙淋崩浊等症，俱宜此方加减治之。易曰：风以散之是也。

当归酒拌　白芍酒炒，各钱半　白术土炒　柴胡　茯苓各一钱　甘草炙，五分

加煨姜、薄荷煎。

### 加味逍遥散 薛氏

治怒气伤肝，血少目暗。

即前逍遥散加丹皮、山栀。

### 黑逍遥散

治肝肾阴虚。

即前逍遥散加大熟地。

### 藿香正气散 局方

治外感风寒，内伤饮食，憎寒壮热，头痛呕逆，胸膈满闷，咳嗽气喘，及伤冷伤湿疟疾，中暑霍乱吐泻。凡感岚瘴不正之气者，并宜增减用之。

藿香　紫苏　白芷　大腹皮　茯苓各三两　白术　陈皮　半夏曲　厚朴　桔梗各二两　甘草一两

每服五钱，加姜枣煎。一方加木瓜。

### 枳术丸 洁古

消痞除痰，健脾进食。

白术二两，土蒸　枳实一两，麸炒

为末，荷叶包陈米饭煨干为丸。痞闷加陈皮，气滞加木香，伤食加麦芽、神曲。

### 平胃散 局方

治脾有停湿，痰饮痞膈，宿食不消，满闷呕泻。

苍术泔制，二钱　厚朴姜制　陈皮去白　甘草炙，各一钱

加姜枣煎。伤食，加神曲、麦芽或枳实。湿胜，加五苓。痰多，加半夏。脾倦不思食，加参。痞闷，加枳壳、木香。大便秘，加大黄、芒硝。小便赤涩，加苓、泽。伤寒头痛，加葱头取微汗。

### 不换金正气散 局方

治胃寒腹痛呕吐。

即前平胃散加藿香、半夏。

### 胃苓汤

治中暑伤湿，停饮夹食，腹痛泄泻，及口渴便秘。

即前平胃散，合后五苓散。

### 五苓散 仲景

治诸湿腹满，水饮水肿，呕逆泄泻，水寒射肺，或喘或咳，中暑烦渴，身热头痛，膀胱积热，便秘而渴，霍乱吐泻，痰饮湿疟，身痛身重。

猪苓　茯苓　白术炒，共十八铢　泽泻一两六铢半　肉桂半

两，或用桂枝

为末，每服三钱，服后多饮热水，汗出而愈。伤暑者，加朱砂、灯心煎。

### 苍术五苓散

治寒湿。

即前五苓散加苍术。

### 茵陈五苓散

治湿热发黄，便秘烦渴。

即前五苓散加茵陈。

### 猪苓汤仲景

治湿热黄疸，口渴溺赤。

即前五苓散去术、桂加阿胶、滑石。

### 泽泻汤金匮

治心下支饮，常苦眩冒。

即前五苓散但用泽泻五两，白术二两。

### 春泽汤

治无病而渴，与病瘥后渴者。

即前五苓散合四君子汤。

### 金匮肾气丸

治脾肾大虚，肚腹胀大，四肢浮肿，喘急痰盛，小便不利，大便溏黄，已成蛊症。亦治消渴饮一溲二。

熟地四两　茯苓三两　山药微炒　丹皮酒洗　山萸酒润　泽泻酒浸　牛膝酒浸　车前微炒　肉桂各一两　附子制，五钱

蜜丸。

### 贞元饮<sub>景岳</sub>

治气短似喘，呼吸促急，提不能升，咽不能降，气道噎塞，势极垂危者。常人但知为气急，其病在上，而不知元海无根，肝肾亏损，此子午不交①，气脱病也。尝见妇人血海常亏者最多此症，宜以此饮济之缓之，敢云神剂。凡诊此脉，必微细无神，若微而兼紧，尤为可畏。倘庸众不知，妄云痰逆气滞，用牛黄、苏合及青、陈、枳壳破气等剂，则速其危。

熟地七八钱或一两　当归二三钱　炙草一二三钱

如兼呕恶或恶寒者，加煨姜三五片。如气虚脉至极者，急加人参随宜。如肝肾阴虚，手足厥逆者，加肉桂一钱。

### 佛手散

治产后血虚头痛。

川芎　当归

为末服。

### 五皮饮<sub>澹寮</sub>

治水病肿满，上气喘急，或腰以下肿。

五加皮　地骨皮　茯苓皮　大腹皮　生姜皮

一方五加易陈皮，罗氏五加易桑白皮，治病后脾肺气虚，而致肿满。

### 萆薢分清饮

治阳虚白浊，小便频数，漩白如油，名曰膏淋。

川萆薢　石菖蒲　乌药　益智仁　甘草梢<sub>减半</sub>

入盐服。一方加茯苓。

---

① 子午不交：即上下不交。

**理中汤**仲景

治伤寒太阴病，自利不渴，寒多而呕，腹痛便溏，脉沉无力，或厥逆拘急，或结胸吐蛔，及感寒霍乱。凡中宫虚寒，气不能理诸症，俱宜用此，分理阴阳，调和胃气。

人参一两　白术土炒，二两　干姜炮　甘草炙，各一两

自利腹痛者，加木香。不痛利多者，倍白术。渴者倍白术。蜷卧沉重利不止，加附子。腹满去甘草。呕吐去白术，加半夏、姜汁。脐下动气，去术加桂。悸加茯苓。发黄加茵陈。寒实结胸，加枳实。

**附子理中汤**

治中寒腹痛身痛，四肢拘急。

即前理中汤加附子一枚。

**枳实理中汤**

治寒实结胸欲绝，胸膈高起，手不可近者。

即前理中汤加枳实。

**桂枝人参汤**仲景

治太阳表症不除，而数下之，协热而利，心下痞硬，表里不解者。

即前理中汤加桂枝倍甘草。

**理阴煎**景岳

治真阴虚弱，胀满呕逆，痰饮恶心，吐泻腹痛，妇人经迟血滞等症。

熟地三五七钱或三两　当归二三钱或五七钱　干姜炒黄色，二三钱　甘草炙，一二钱

或加肉桂一二钱。加附子，名附子理阴煎。若风寒外感，邪未深入，但见发热，脉数不洪。凡内无火症，素禀不足者，但用此汤，加柴胡钱半或二钱，连进一二服，其效如神。若寒凝阴盛，而邪有难解者，必加麻黄一二钱，放心用之。或不用柴胡亦可，恐其清利也。若阴胜之时，外感寒邪，脉细恶寒，或背恶寒者，乃太阳少阴症也，加细辛一二钱，甚者再加附子一二钱。若阴虚火盛，其有内热，不宜用温，而气血俱虚，邪不能解者，宜去姜、桂，单以三味与之加减，或止加人参亦可。若脾胃两虚，水泛为痰，或呕或胀者，加茯苓钱半，或加白芥子五分以行之。若泄泻不止，及肾泻者，宜少用当归，或并去之，加山药、扁豆、吴茱萸、破故纸、肉豆蔻、附子。若腰腹有痛，加杜仲、牛膝。若腹有胀滞疼痛，加陈皮、木香、砂仁。

### 四逆汤仲景

治三阴伤寒，身痛腹痛，下利清谷，恶寒不渴，四肢厥冷，或反不恶寒，面赤烦躁，里寒外热，或干呕，或咽痛，脉沉微细欲绝。

附子一枚，生用　干姜一两　甘草二两，炙

冷服。面赤者，格阳于上也，加葱九根以通阳。腹痛，真阴不足也，加芍药二两以敛阴。咽痛，阴气上结也，加桔梗一两以利咽。利止脉不出，加人参二两，以助阳补气血。呕吐，加生姜二两以散逆气。

### 当归四逆汤

治感寒手足逆冷，脉细欲绝，及寒疝脐下冷，引腰胯痛。
即前四逆汤加当归、木通。
又桂枝汤加当归、木通、细辛，亦名当归四逆汤。

### 茵陈四逆汤

治阴黄。

即前四逆汤加茵陈。

### 四逆加人参汤

治恶寒脉微复利，利止亡血。

即前四逆汤加人参。

### 四神丸

治肾泻脾泻。

破故纸酒浸，四两　五味子三两，炒　肉豆蔻二两，面煨

吴茱萸一两，盐水泡

用大枣百枚，生姜八两切片同煮，枣烂去姜，取枣肉捣丸，每服二钱，临卧盐汤下。

#### 香薷饮

治感冒暑气，皮肤蒸热，头痛头重，或烦渴，或吐泻。

香薷一两　厚朴姜汁炒　扁豆炒，各五钱

冷服。或加黄连。

#### 二香散

治外感内伤，身热腹胀。

即前香薷饮合香苏饮加苍术、木瓜。

#### 大顺散

治冒暑伏热，引饮过多，脾胃受湿，水谷不分，清浊相干，阴阳气逆，霍乱吐泻，脏腑不调。

干姜　肉桂　杏仁去皮尖　甘草

等分，先将甘草用白砂炒，次入姜、杏炒过，筛去砂净，

合桂为末，每服二三钱，汤点服。

### 二妙散

治诸般湿热。

苍术　黄柏

为末服。

### 清燥汤 东垣

治肺金受湿热之邪，痿躄喘促，胸满少食，色白毛败，头眩体重，身痛肢倦，口渴便秘。

即前二妙散加参、芪、归、地、术、草、陈、连、麦、味、升、柴、猪、茯、泽、曲。

### 六一散 河间

治伤寒中暑，表里俱热，烦躁口渴，小便不通，泻痢热疟，霍乱吐泻，下乳滑胎，解酒热毒，偏主石淋。

滑石六两　甘草一两

为末，冷水或灯心汤下。

### 生脉散 千金

治热伤元气，气短倦怠，口渴多汗，肺虚而咳。

人参　麦冬各五分　五味子七粒

### 五味子汤 千金

治伤燥咳，唾中有血，牵引胸胁痛，皮肤干枯。

五味子五分　桔梗　甘草　紫菀茸　续断　竹茹　桑白皮一钱，蜜炙　生地二钱　赤小豆一撮

上九味，水煎空心服。秘旨加白蜜一匙。

**麦门冬汤** 千金

治大病后，火热乘肺，咳唾有血，胸膈胀满，上气羸瘦，五心烦热，渴而便秘。

麦冬二钱　桔梗　桑皮　半夏　生地　紫菀　竹茹各一钱
麻黄七分　甘草五分炙　五味子十粒　生姜一片

水煎空心服。

**茵陈蒿汤** 仲景

治伤寒阳明病，但头汗出，腹满口渴，二便不利，湿热发黄，脉沉实者。

茵陈六两　大黄二两　栀子十四枚，炒

上三味，以水一斗，先煮茵陈减六升，内二味，煎至三升，去渣，分温三服。小便当利。尿如皂角汁状，色正赤，一宿腹减，黄从小便去也。

**八正散** 局方

治湿热下注，咽干口渴，少腹急满，小便不通，或淋痛尿血，或因热为肿。

车前子　木通　瞿麦　扁蓄　滑石　山栀炒黑　甘草梢
大黄

加灯心煎。一方加木香。

**小承气汤** 仲景

治伤寒阳明症，谵语便硬，潮热而喘，及杂病上焦痞满不通。

大黄四两　厚朴二两，姜炒　枳实三枚，麸炒水四升，煮一升二合，去渣，分温二服。初服当更衣①，不尔者，尽饮之。若更衣勿服。

**陶氏黄龙汤**

治正虚邪实。

即前小承气汤加人参、当归、生地、姜、枣煎服。强实者，可加芒硝。

**大陷胸丸**仲景

治伤寒结胸，项强如柔痉状。

大黄八两　杏仁去皮尖　葶苈炒　芒硝各半升

合研取如弹丸大一枚，别捣甘遂末一钱，白蜜丸，合煮服。

**济川煎**景岳

凡病涉虚损，而大便闭结不通，则硝黄攻击等剂，必不可用。若势有不得不通者，宜此主之。此用通于补之剂也。

当归三五钱　牛膝二钱　肉苁蓉酒洗，二三钱　泽泻钱半升麻五七分或一钱　枳壳一钱，虚甚者不可用

如气虚，加人参无妨碍。如有火，加黄芩。肾虚，加熟地。

**清燥救肺汤**喻氏

治诸气膹郁，诸痿喘呕。

二桑叶三钱　石膏二钱半　甘草一钱　人参七分　麻仁炒研，一钱　阿胶八分　麦冬去心，一钱二分　杏仁去皮尖，炒七分　枇杷叶一片，刷去毛，蜜炙

水一碗，煎六分，频频滚热服。痰多加贝母、瓜蒌，血枯加生地，热甚增石膏。

① 更衣：解大便的婉称。古人如厕需更衣，故以更衣代指如厕。

**甘露饮**洁古

治胸中客热，牙宣口气，齿龈肿烂，时出脓血，吐血衄血，目睑垂重，常欲合闭，或即饥烦，不欲食饮，及目赤肿痛，不任凉药，口舌生疮，咽喉肿痛，疮疹已发，皆可服之。又治脾胃受湿，瘀热在里，或醉饱房劳，湿热相搏，致生疸病，身目皆黄，肢体微肿，胸满气短，大便不调，小便黄涩，或时身热。

生地　熟地　天冬　麦冬　石斛　茵陈　黄芩　枳壳　枇杷叶　甘草

如胃中有火，而又挟肝木之势者，加丹皮、山栀。渴甚者，加知母。火盛者，加石膏、黄连。

**半夏泻心汤**仲景

治伤寒下之早，胸满而不痛者为痞，身寒而呕，饮食不下，非柴胡症。

半夏半升　黄芩三两　黄连一两　甘草三两，炙　人参三两　干姜三两　大枣十二枚

**白虎汤**仲景

治伤寒脉浮滑，表有热，里有寒，及三阳合病，脉浮大，腹满身重，难以转侧，口不仁而面垢，谵语遗尿，发汗则谵语，下之则头上生汗，手足逆冷，自汗出者，通治阳明病，脉洪大而长，不恶寒，反恶热，头痛自汗，口渴舌胎，目痛鼻干，不得卧，心烦躁乱，日晡潮热，或阳毒发斑，胃热诸病。

石膏一斤　知母六两　甘草二两　粳米六合

先煮石膏数十沸，再投药米，米熟汤成，温服。

**竹叶石膏汤**仲景

治伤寒解后，虚羸少气，气逆欲吐，亦治伤暑发渴脉虚。

竹叶二把　　石膏一斤　　人参三两　　甘草二两，炙　　半夏半升
麦冬一升　　粳米半升

加姜煎。

**滋肾丸**东垣又名通关丸

治下焦邪热，口不渴而小便秘，及肾虚蒸热，脚膝无力，阴痿阴汗，冲脉上冲而喘。

黄柏二两，酒炒　　知母一两，酒炒　　桂一钱

蜜丸。

**抽薪饮**景岳

治诸凡火盛而不宜补者。

黄芩　　石斛　　木通　　栀子炒　　黄柏各五钱　　枳壳钱半　　甘草三分

煎成，食远温服。如热在经络肌肤者，加连翘、花粉以解之。热在阳明头面，或躁烦便热者，加生石膏以降之。热在下焦，小水痛涩者，龙胆加草、车前以利之。热在阴分，津液不至者，加麦冬、生地、白芍之类以滋之。热在肠胃实结者，加大黄、芒硝以通之。

**徙薪饮**景岳

治三焦气火，一切内热，渐觉而未甚者，先宜清以此剂。其甚者，宜抽薪饮。

黄芩二钱　　麦冬　　白芍　　黄柏　　茯苓　　丹皮各钱半　　陈皮八分

如多郁气逆伤肝，胁肋疼痛，或致动血者，加青皮、栀子。

**龙胆泻肝汤**局方

治肝胆经实火湿热，胁痛耳聋，胆溢口苦，筋痿阴汗，阴

肿阴痛，白浊溲血。

龙胆草酒炒　黄芩炒　栀子酒炒　泽泻　木通　车前子　当归酒洗　生地酒炒　柴胡　生甘草

**泻青丸**钱乙

治肝火郁热，不能安卧，多惊多怒，筋痿不起，目赤肿痛。

当归　川芎　羌活　防风　栀子　大黄　龙胆草

等分蜜丸，弹子大，每服一丸，竹叶汤化下。

**泻白散**钱乙

治肺火皮肤蒸热，洒淅寒热，日晡尤甚，喘嗽气急。

桑白皮　地骨皮各一钱　甘草五分　粳米百粒

**泻黄散**钱乙

治脾胃伏火，口燥唇干，口疮口臭，烦渴易饥，热在肌肉。

升麻　白芷　防风　枳壳　黄芩各钱半　石斛钱二分　半夏一钱　甘草七分

**导赤散**钱乙

治小肠有火，便赤淋痛，面赤狂躁，口糜舌疮，咬牙口渴。

生地　木通　甘草梢　淡竹叶

**玉女煎**景岳

治水亏火胜，六脉浮洪滑大，少阴不足，阳明有余，烦热干渴，头痛、牙疼、失血等症，其效如神。若大便溏泄者，大非所宜。

生石膏三五钱　熟地三五钱或一两　麦冬二钱　知母二钱　牛膝钱半

如火之极盛者，再加栀子、地骨皮之属亦可。如多汗多渴者，加五味子十四粒。如小水不利，或火不能降者，加泽泻钱半，或茯苓亦可。如金水俱亏，因精损气者，加人参二三钱尤妙。

### 左金丸

治肝胆郁火，左胁作痛，或胸胁痛不可忍，吞酸吐酸，筋疝痃结，酒湿发黄。亦治噤口痢，汤药入口即吐。

黄连六两，姜汁炒　吴茱萸一两，盐水泡

水丸。

### 三黄丸 又名三补丸

治三焦有火，嗌燥喉干，二便闭结，及湿痰夜热。

黄连　黄芩　黄柏

粥丸。亦有去黄柏用大黄者。

### 普济消毒饮 东垣

治大头天行，初觉憎寒体重，次传头面肿盛，口不能开，上喘，咽喉不利，口渴舌燥。

黄芩酒炒　黄连酒炒，各五钱　陈皮去白　甘草　元参　柴胡　桔梗各二钱　连翘　板蓝根　马勃　鼠粘子　薄荷各一钱　僵蚕　升麻各七分

为末，汤调，时时服之。或蜜拌为丸噙化。一方无薄荷有人参三钱，亦有加大黄治便秘者，或酒浸或煨用。

### 香连丸 直指

治脾胃两经中湿火传变大肠，下痢赤白，脓血相杂，里急后重。

黄连二十两，吴茱萸十两同炒，去茱萸用　木香四两八钱，不见火

醋和丸，米饮下。一方等分蜜丸。一方加甘草八两，黄连用蜜水拌，蒸晒九次，入木香为丸。

**大补元煎**景岳

治男妇气血大亏，精神失守，急剧等症。此回天赞化、救本培元第一要方。

人参一二钱　熟地三四钱或三两　山药炒　杜仲各二钱　当归二三钱　萸肉一钱　枸杞二三钱　甘草一二钱，炙

如元阳不足多寒者，加附子、肉桂、炮姜之属，随宜用之。如气分偏虚者，加黄芪、白术。胸口多滞者，不必用。如血涩者，加川芎，去萸肉。如滑泄者，去当归，加五味、故纸。

**五福饮**景岳

凡五脏气血亏损者，此能兼治之。足称王道之最。

人参　熟地随宜　当归二三钱　白术炒，钱半　甘草炙，一钱

加姜、枣。凡气血俱虚等症，以此为主。或宜温者，加姜、附。宜散者，加柴、麻、升、葛，左右逢源，无不可也。宜凉者，亦当随宜加之。

**五君子煎**景岳

治脾胃虚寒，呕吐泄泻而兼湿者。

人参二三钱　白术　茯苓各二钱　炙草一钱　干姜炒黄，一二钱

水一盅半煎服。

**六味异功煎**景岳

治症同前而兼微滞者。

即前方加陈皮一钱。此即五味异功散加干姜也。

**五物煎**景岳

治妇人血虚凝滞，蓄积不行，小腹痛急，产难经滞，及痘疮血虚寒滞等症，神效。

当归三五七钱　熟地三四钱　白芍二钱，酒炒　川芎一钱　肉桂一二三钱

兼胃寒及呕恶者，加干姜炮用。水道不利，加泽泻或猪苓。气滞者，加香附或丁香、木香、砂仁、乌药。阴虚疝痛者，加小茴香。血滞不行，脐下若覆杯，渐成积块者，加桃仁、红花。

**六物煎**景岳

治气血俱虚等症。

熟地或用生地　当归　川芎三四分，不宜多　白芍俱随宜加减　人参　炙草

**加减一阴煎**景岳

治水亏火胜之甚者。

生地二钱　熟地三五钱　白芍二钱　甘草五七分，炙　麦冬二钱　知母　地骨皮各一钱

如躁烦热甚便结者，加石膏二三钱。如小水热涩者，加栀子一二钱。如火浮于上者，加泽泻一二钱，或黄芩一钱，如血燥血少者，加当归一二钱。

**二陈汤**局方

治一切痰饮为病，咳嗽胀满，呕吐恶心，头眩心悸。

半夏姜制，二钱　陈皮去白　茯苓各一钱　甘草五分

加生姜煎。风痰，加南星、白附、皂角、竹沥。寒痰，加姜汁。火痰，加石膏、青黛。湿痰，加二术。燥痰，加蒌、杏。食痰，加楂、麦、神曲。老痰，加枳实、海石、芒硝。气痰，

加香附、枳壳。胁痰及在皮里膜外，加白芥子。四肢痰，加竹沥。

**六安煎**景岳

治风寒咳嗽，痰滞气逆。

陈皮钱半　半夏二三钱　茯苓二钱　甘草一钱　杏仁一钱
白芥子五七分，年老气弱者不用

加生姜三五七片。凡外感风邪咳嗽，而寒气盛者，多不易散，宜加细辛七分。若冬月寒邪盛者，加麻黄、桂枝亦可。若风胜而邪不甚者，加防风一钱，或苏叶亦可。若头痛鼻塞者，加川芎、白芷、蔓荆子皆可。若兼寒热，加柴胡、苏叶。若风邪咳嗽不止，而兼肺胃之火者，加黄芩一二钱，甚者再加知母、石膏，所用生姜止宜一片。凡寒邪咳嗽痰不利者，加当归二三钱，老年者尤宜。凡时行初感痰胜而气不顺者，加藿香一钱，兼胀满者，加厚朴一钱，暂开痰气，然后察其寒热虚实而调补之。若气虚猝倒，气平无痰者，皆不可用此。

**金水六君煎**景岳

治肺肾虚寒，水泛为痰，或年迈阴虚，血气不足，外受风寒，咳嗽、呕恶、多痰、喘急等症，神效妙剂。

当归二三钱　熟地三五钱　陈皮钱半　半夏二钱　茯苓二钱
炙草一钱

加生姜三五七片。如大便不实而多湿者，去当归加山药。如痰盛气滞胸膈不快者，加白芥子七分。如阴寒盛而嗽不愈者，加细辛五七分。如兼表邪寒热者，加柴胡一二钱。

**滚痰丸**王隐君

治实热老痰怪症百病。

青礞石一两　沉香五钱　大黄酒蒸　黄芩各半斤

将礞石打碎，同焰硝一两，同入瓦罐，盐泥固济，晒干火煅，石色如金为度，研末，和诸药，水丸，量人虚实服之，姜汤送下。服后仰卧，令药在胸膈之间，除逐上焦痰滞，不宜饮水行动。

### 牛黄丸

治中风痰火闭结，或瘰疬瘫痪，语言蹇涩，恍惚眩晕，精神昏愦，不省人事，或喘嗽痰壅烦心等症。

牛黄　麝香　龙脑三味另研　羚羊角　当归　防风　黄芩柴胡　白术　麦冬去心　白芍各七钱半　桔梗　茯苓　杏仁去皮尖　川芎　大豆黄卷　阿胶各八钱半　蒲黄　人参　神曲各一两二钱半雄黄四钱，另研　甘草二两半　白蔹　肉桂去皮　干姜各三钱七分　犀角一钱，镑　山药三两半　大枣五十枚，皮去核　金箔六百五十片，内存二百片为衣

为细末，炼蜜同枣膏丸，每两作十丸，金箔为衣，每服一丸，温水化下。

### 三生饮

治寒气中脏，六脉沉细，痰壅喉响，不省人事，乃寒痰厥逆之症。

生乌头　生南星　生附子各钱半　生姜五片　生木香五分
水煎服。薛立斋曰：每服必用人参驾驭而行，方为有益。

### 大秦艽汤

治风中经络，口眼歪斜，半身不遂，或语言蹇涩，乃血弱不能养筋，宜用养血疏风之剂。经曰：治风先治血，血行风自灭是也。

秦艽钱半　生地　熟地　白芍　当归　川芎　羌活　独活
防风　白术　甘草　黄芩酒炒　白芷各八分　细辛三分

水煎服。如或烦躁口渴，加石膏钱半。阴雨加生姜三片，
春夏加知母八分。

### 橘红半夏汤

治痰气上逆。

橘红　半夏各一两

浓煎，加生姜汁服。

### 橘皮竹茹汤金匮

哕逆者，此汤主之。

橘皮二升　竹茹二升　大枣三十枚　生姜半斤　甘草五两
人参一两

上六味，以水一斗，煮取三升，温服一升，日三服。后人
加半夏、麦冬、赤茯苓、枇杷叶，亦以此名。

### 半夏生姜加大黄汤金匮

病人胸中似喘不喘，似呕不呕，似哕不哕，心中愦愦然无
奈者，此汤主之。

半夏半升　生姜汁一斤　大黄量加

水七升，煮半夏取二升，内①姜汁煮取一升，分四服，日
三夜一服，止停后服。

### 黄连阿胶汤仲景

少阴病，得之二三日以上，心中烦不得卧，此汤主之。

黄连四两　黄芩一两　芍药二两　阿胶三两　鸡子黄二枚

---

① 内：同"纳"。

上五味，以水六升，煮三物去渣，内胶烊尽，小冷，内鸡子黄扰令相得，温服七合，日三服。

### 葳蕤汤 活人书

治风温兼疗冬温，及春月中风，伤寒发热，头眩喉痛，咽干舌强，胸内疼痞满，腰背强。

葳蕤三钱　石膏一两，杵碎　白薇　麻黄汤泡焙　葛根一两　羌活　川芎　甘草　杏仁去皮尖，各半两　青木香一分，冬一两，春半两，炒

上锉剂如麻豆大，每服五钱，水一盏半，煎一盏，日三服。

### 脾肾双补丸 仲淳

人参　莲肉炒　山萸烘　山药炒，各一斤　五味子蜜蒸　菟丝子各斤半　橘红　砂仁炒，各六两　车前子米泔浸　巴戟肉各十二两，甘草汁煮　肉豆蔻十两　补骨脂一斤，盐水浸炒

上为末，炼蜜丸。如虚而有火，或火盛肺热者，去人参、肉豆蔻、巴戟肉、补骨脂。

### 当归抑气散 严氏

治妇人气盛于血，变生诸症，头晕膈满。

当归三两　香附四两　陈皮二两　茯神一两　甘草一两，炙
每服二钱。

### 达原饮 吴氏

槟榔二钱　厚朴一钱　草果五分　知母一钱　芍药一钱　黄芩一钱　甘草五分

水二盅，煎八分，午后温服。

### 三消饮 吴氏

邪渐入胃，此方乃表里分消法也。

即前达原饮加羌活、葛根、柴胡、大黄、姜、枣煎服。

**凉膈散** 局方

治心火上盛，膈热有余，目赤头眩，口疮唇裂，吐衄涎嗽稠黏，二便淋闭，胃热发斑，疮疹黑陷，诸风瘛疭，手足掣搦，筋挛疼痛。

连翘　栀子　薄荷　黄芩　甘草　芒硝　大黄

加枣二枚，葱一根水煎。

**清心凉膈散**

治症同上。

即前凉膈散加黄连、竹叶。煎成去渣，入蜜少许温服。如头痛加防风、川芎、石膏。

**田氏五子饮**

治精气不固，梦遗滑脱。

枸杞子　菟丝子　五味子　车前子　覆盆子

水煎服。

**滋燥养荣汤**

治爪枯肤燥兼风秘，火烁金伤血液亡。

生地　熟地　黄芩　甘草　当归　白芍　秦艽　防风

**三化汤** 洁古

治中风外有六经之形症，内有便溺之阻。

即小承气汤加羌活。

**犀角地黄汤** 局方

治劳动心火，热入血室，吐血衄血，发黄发狂，及小儿疮痘血热等症。

犀角尖　生地　白芍　丹皮

水煎服，或地浆水煎。

### 治气六合汤<sub>海藏</sub>

治气郁经阻。

四物汤加厚朴、陈皮。

水煎服。

### 戊己丸<sub>局方</sub>

治脾经受湿，泻痢不止，水谷不化，脐腹刺痛。

黄连　吴茱萸　白芍<sub>各五两</sub>

一方黄连四两，吴茱萸二两，白芍三两。

上为细末，面糊丸，桐子大，每服七十丸，空心食前米饮下。

### 导赤各半汤<sub>节庵</sub>

治劳动心神，伏邪抑发。

人参　麦冬　茯神　甘草　犀角尖　黄连　知母　黄芩　栀子　滑石

水煎服。

### 吴萸四逆汤

治厥阴中寒，小腹痛甚。

附子　干姜　甘草　吴茱萸

加生姜水煎服。

### 三妙散

治湿热上行。

即二妙散，加牛膝。为末服。

**补肝散**简易

治肝虚目睛疼，冷泪不止，筋脉痛，及羞明怕日。

夏枯草五钱　香附一两

为末，每服一钱，腊茶调下，服无时。

**当归养荣汤**原机

治睛珠痛甚不可忍。

熟地　白芍　归身　川芎各一钱　羌活　防风　白芷各七分半

上方以七情、五贼、劳役、饥饱重伤脾胃。脾胃者，多血多气之所。脾胃受伤，则血亦病，血养睛，睛珠属肾，今生意已不升发，又复血虚不能养睛，故睛痛甚不可忍，以防风升发生意，白芷解利引入胃经为君，白芍止痛益血通血，承接上下为臣，熟地补肾水真阴为佐，当归、川芎行血补血，羌活除风引入少阴为使。血为邪胜睛珠痛者，及亡血过多之病，俱宜服也。服此药后，睛痛虽除，眼睫无力，常欲垂闭不减者，助阳活血汤主之。

**助阳活血汤**原机

治眼睫无力，常欲垂闭。

黄芪　甘草　当归　防风各五分　白芷　蔓荆子各四分　升麻　柴胡各七分

上方以黄芪治虚劳，甘草补元气为君，当归和血补血为臣，白芷、蔓荆子、防风主疗风，升阳气为佐，升麻导入足阳明足太阴脾胃，柴胡引至足厥阴肝经为使，心火乘金，水衰反制者，亦宜服也。

**当归补血汤**原机

治男子衄血便血，妇人产后崩漏，亡血过多，致睛珠疼痛，不能视物，羞明酸涩，眼睫无力，眉骨太阳俱各酸痛。

生地四分　熟地　当归各六分　白芍　川芎　牛膝　白术　甘草　防风各五分　天门冬四分

上方专补血，故以当归、熟地为君，川芎、白芍、牛膝为臣，以其祛风续绝，定痛而通补血也，甘草、白术大和胃气，用以为佐，防风升发，生地补肾，天门冬治血热，谓亡血生风燥，故以为使。

### 五蜕散

治眼中翳障。

蛇蜕　蝉蜕　蚕蜕　猪蹄爪　穿山甲　防风　菊花　草决明　石决明　甘草

上为细末，每服二钱，食后薄荷汤下。

### 千金磁朱丸原机

治神水宽大渐散，昏如雾露中行，渐睹空中有黑花，渐睹物成二体，久则光不收，及内障神水淡绿色、淡白色者。

磁石吸针者　辰砂　神曲

先以磁石置巨火中，醋淬七次，晒干，另研极细二两，辰砂另研极细一两，生神曲末三两，与前药和匀，以神曲末一两，水和作饼，煮浮为度，搜入前药，炼蜜为丸，如梧子大，每服十丸，加至三十丸，空心饭汤下。上方以磁石辛咸寒，镇坠肾经为君，令神水不外移也。辰砂微甘寒，镇坠心经为臣，肝其母，此子能令母实也，肝实则目明。神曲辛温甘，化脾胃中宿食为佐，生用者，发其生气，熟用者，敛其暴气也。服药后，俯视不见，仰视渐睹星月者，此其效也。亦治心火乘金，水衰反制之病，久病累发者服之，则永不更作，空心服此，午前更以石斛夜光丸主之。王肯堂按：此方磁石法水入肾，辰砂法火入心，而神曲专入脾胃，乃道家黄婆媒合婴姹①之理，倪生释之为费词矣。或加沉香半两，升降水火之义。

### 石斛夜光丸

治症同上。

人参　天冬焙　茯苓各二两　麦冬　生地　熟地各一两　菟丝子　甘菊　草决明　杏仁　山药　枸杞子　牛膝酒浸，各七钱半　五味子　蒺藜　石斛　苁蓉　川芎　甘草炙　枳壳麸炒　青葙子　防风　黄连　犀角镑　羚羊角镑，各五钱

为细末，炼蜜丸如桐子大，每服三五十丸，温酒盐汤送下，又名固本还睛丸。上方羡补药也。补上治下利以缓，利以久不利以速也，故君以天冬、人参、菟丝之通肾安神，强阴填精也。臣以麦冬、五味、杏仁、茯苓、枸杞、牛膝、二地之敛气除湿，凉血补血也。佐以甘菊、蒺藜、石斛、苁蓉、川芎、甘草、枳壳、山药、青葙之治风疗虚，益气祛毒也。使以防风、黄连、草决、羚羊、犀角之散滞泄热，解结明目也。阴弱不能配阳之病，并宜服之，此从则顺之治法也。

### 济阴地黄丸

治足三阴亏损，虚火上炎，致目瞳散大，视物不的，或昏花涩紧，作痛羞明，或卒见非常等症。

熟地　萸肉　山药　麦冬　五味子　当归　枸杞子　菊花　巴戟肉　肉苁蓉

上为末，炼蜜丸桐子大，每服七八十丸，空心白汤下。

---

① 黄婆媒合婴姹：指脾土交合心火肾水。黄婆，道家对脾土的称谓。婴，指婴儿属阳；姹，指少女属阴。

### 加减驻景丸

治肝肾气虚，视物晄晄，血少气多。

熟地　当归各五两　枸杞子　五味子　车前子各二两，略炒　楮实子无翳不用　菟丝子酒煮焙，半斤　川椒

上为细末，蜜水煮和丸，如桐子大，每服三十丸，空心温酒送下，盐汤亦可。

### 三仁五子丸

治肝肾不足，体弱眼昏，内障生花，不计远近。

即前驻景丸加柏仁、枣仁、米仁、苁蓉、茯苓、沉香，等分为末，蜜丸桐子大，每服五十丸，空心盐汤下。

### 四物五子丸

治肾亏血亏。

即前驻景丸合四物。

### 六味五子丸

治左尺无力，或脉数有热，真阴虚者。

即前驻景丸去归、地合六味。

### 地芝丸

治目能远视不能近视。

生地焙　天冬各四两　枳壳炒　菊花各二两

上为细末，炼蜜丸桐子大，每服一百丸，茶清送下。

### 定志丸

治目能近视不能远视。

远志去苗心　菖蒲各二两　人参　茯苓各一两

为细末蜜丸，朱砂为衣，每服十丸，加至二十丸，食后米

饮下。

### 除风益损汤<sub>原机</sub>

治目为物伤。

四物汤<sub>各一钱</sub>　防风　前胡　藁本<sub>各七分</sub>

水煎服。上方以熟地补肾水为君，黑睛为肾之子，此虚则补其母也，以当归补血，目为血所养，今伤则血病，白芍补血又补气，为血病气亦病也，为臣，川芎治血虚头痛，本通血去头风为佐，前胡、防风，通疗风邪，俾不凝留为使，兼治亡血过多之病。

### 加味四物汤

治打伤眼目。

即四物汤加防风、荆芥等分。为散，每服三钱，水一盏半，煎至一盏，再入生地汁少许，去渣温服，再以生地一两，杏仁二十粒，去皮尖研烂，用绵纸裹药敷在眼上令干。

### 人参补阳汤<sub>原机</sub>

治伤寒余邪不散，上走空窍，其病隐涩赤肿，生翳羞明，头脑骨痛。

羌活　独活<sub>各六分</sub>　白芍　生地　泽泻<sub>各三分</sub>　人参　白术　茯苓　黄芪　甘草　当归　熟地<sub>酒洗，焙，各四分</sub>　柴胡　防风<sub>各五分</sub>

水煎服。上方分利阴阳，升降上下之药也。羌活、独活为君，导阳之升也。茯苓、泽泻为臣，导阴之降也。参、术大补脾胃，内盛则邪自不容，芪、防大实皮毛，外密则邪自不入，为之佐也。当归、熟地，俱生血，谓目得血而能视也。生地补肾水，谓神水属肾，白芍理气，柴胡行经，甘草和百药，为之使也。

### 神效黄芪汤东垣

治目紧缩小，羞明畏日，视物不明。

黄芪二钱　人参八分　蔓荆子　甘草炙　陈皮各一钱　白芍

水煎，临卧热服。

### 五味泻白散

治风热翳膜血筋，一切肺热外障。

当归　生地　白芍　栀子　黄芩

各等分为末，每服三五钱，为散为汤任服。

### 清宁丸

治一切热病。

大黄十斤，须锦纹者，切作小块如棋子大，用好酒十斤，先将泔水浸大黄，浸透，以侧柏叶铺甑，入大黄蒸过晒干，以酒浸之，再蒸晒收干，另用桑叶、桃叶、槐叶、大麦、黑豆、绿豆各一斤。每味煎汁蒸收，每蒸一次，仍用侧柏叶铺甑蒸过晒干，再蒸再晒，制后再用。半夏、厚朴、陈皮、白术、香附、车前各一斤，每味煎汁蒸收如上法，蒸过晒干，再用好酒十斤制透，炼为梧子大丸，每服一二钱，或为散亦可。

### 珠参散新方

治真阴不足，阴涸内热，内障青盲。

真珠　人参　等分

为末，人参汤送，或莲肉汤亦可。

### 行血散新方

血为邪乘，凝住经络，或因过服寒凉，遏抑阳气，阻塞不通，致目生翳膜，视物少形，及妇人经水不至，睛赤珠疼，起星起障，胬肉羞明等症。

红花　苏木

或合四物、六物，或合逍遥、八珍，随时酌用。

**清暑汤**新方

治夏月贪凉饮冷，遏抑阳气，以致头痛恶寒，相火上炎，两目红肿，眵泪如脓，甚者色带黄滞，睛珠翳障，及深秋伏暑内发，赤涩羞明。

藿香　青蒿　滑石

以三味作汤，暑必伤气，藿香辛温通气，暑必兼热，青蒿苦寒清热，暑必挟湿，滑石甘淡除湿，或合四君，或合六味，或合生脉异功逍遥散，均可随症酌用。

**清火汤**新方

治天行热毒，人有受之即发，头疼目赤，痒痛异常，或泪如血水，舌红口渴，小便短赤。

连翘　山栀　归尾　赤芍　石斛

水煎服。连翘除其上热，山栀导其下热，归、芍破其血，为血实宜破之也。石斛清其中，为中热宜清之也。合导赤散同用，以治两眦皆红肿之症，应手取效。

**柏香丸**新方

专治胬肉扳睛，或眼生血疣，神效异常。数服之后，胬肉即退。若血疣则不摘而自落，屡试屡验，用者珍之。

侧柏叶同大黄拌蒸数次　香附制

水法丸，每服二钱。

**和肝散** 新方

治肝气不和，目赤肿痛，或因含怒未发，郁伤肝阴，以致肝阳上僭，两目昏花，羞明翳雾，眵泪俱多，甚则瞳神散大，视物无形。

香附一斤，分作四分，一分以酒浸，一分以盐水浸，一分以蜜浸，一分以乳浸，每浸三日夜后，晒干，各为细末

每服二钱，随所用汤剂均可加用，或单服亦可，白滚汤调下。

**明目散** 新方

治五志之火上攻于目，生翳起障，赤肿疼痛，眵泪羞明，视物昏花，此方神效。

当归　草决明　冬术　蝉蜕　川芎　大黄　红花　桑白皮　山栀　薄荷　白蒺藜　苍术　木通　连翘　石膏　池菊　荆芥　赤芍　枳壳　生地　黄芩　羌活　独活各一两

上为末，每服二钱，随所用汤剂加入亦可，单服酒调，或蜜汤调下俱可。

**明目丸** 新方

治火之甚者。

即前明目散加黄连五钱为丸。

**拨云丸**

治一切翳膜外障。

当归一两二钱　川芎　地骨皮　白蒺藜　密蒙花　池菊　羌活　荆芥各一两　红花五钱　木贼一两　蔓荆子　薄荷　枳壳　甘草各五钱　蝉蜕　蛇蜕　川连各二钱川椒七钱半

上药各为细末，炼蜜丸桐子大，每服二钱。

## 复睛丸

治一切目疾。

当归　蝉蜕　槟榔　夏枯草　胡黄连　黄芪　白蒺藜各一两　羌活　独活　防风　细辛　枳壳　白芍　赤芍　川芎　柴胡　青皮　陈皮　甘草各四钱　茯苓三钱　白芷二钱　木贼七钱　蛇蜕　藁本各二钱

上为细末，炼蜜为丸，桐子大，每服二钱。

## 八制保瞳丸

治肝肾两亏，瞳神失守，视物不明。

枸杞一斤，分作八分，先用酒润透，一用蜜拌，一用乳拌，一用青盐拌，一用黑芝麻拌，一用川椒拌，一用小茴拌，一用独活拌，一用菖蒲拌，俱用三钱，各炒，须不变红色为佳，若变黑色，便不效矣

各磨细末，稍加炼蜜为丸，桐子大，每服二钱。

## 嚏鼻碧云散

治肿胀红赤，昏暗羞明，隐涩疼痛，风痒鼻塞，头脑酸痛，外翳扳睛，眵泪稠黏。

鹅不食草二钱　青黛　川芎各一钱

为细末，先噙水满口，每服如米许入鼻内，以泪出为度，无时。此乃开锅盖法，欲使邪毒不闭，令有出路也。

## 观音灸

治六淫所侵，头脑痛不可忍。

麝香　西丁①

等分烊化，嵌铜钱孔内，逢痛处灸之。

---

① 西丁：即硫黄。

# 点药诸方

### 珍珠散

古歌曰：不用刀针割，全凭此药方。

珍珠　玛瑙　琥珀　珊瑚各钱半，以上四味俱用豆腐煮过，研
月石　熊胆各五分，笋壳盛，烘脆为末　冰片四分　麝香二分半
血竭七分半　朱砂细研水飞，七分半　黄连五分　乳香箸上炙干，
五分　没药箸上炙干，五分　炉甘石制，一两半

各为细末筛过，再照分数称定，合为一处，研万匝，复以
绵纸筛下，瓷罐收贮听用，其效如神。

### 拨云退翳丹

点一切星障胬肉顽翳老膜，诸般实症，立开瞖目，神效。

水银一两二钱　青铅二两　硼砂一两六钱　火硝一两二钱
明矾一两二钱　皂矾一两

防风　草决明　木贼　威灵仙　龙胆草　荆芥各二钱半　归
尾五钱

前六味中先将水银溶化，入铅搅匀，倾出，研细，然后每
味各研和匀，次将后七味，水五盏，煎至三盏，去渣再煎至将
干，下前六味末，结胎，盐泥固济，以三炷香为度，先文后武，
取掇至地上出火气，于上刮取，其色要淡黄色为佳，每升药五
分，配上好过炉甘石一钱，冰片、朱砂、雄黄、珍珠各二分，
白丁香飞过，碯砂各一分，元明粉五厘，共研极细，瓷瓶收贮
待用。

### 秘制眼药方

治一切目疾。

炉甘石不拘多少，用童便浸透，煎滚，去童便，以清水漂出臭气，装在泥罐内，上用银罐盖好，桑柴火烧至硫黄色为度。取出擂细，用清水飞尽砂，晒干，每净甘石一斤，配葱一斤，姜二两，敲汁，收在甘石内拌匀，再装入罐内，仍烧至硫黄色，取出，名五烹法，点一切天行赤眼，入后药再制，名虎液法。

荆芥　赤芍　薄荷　苏木　紫苏　藁本　防风　牛蒡子
羌活　茺蔚子　连翘　蕲艾　苍耳子　槐角

每甘石一斤，配每药一两，煎汤，将甘石拌匀，烧至硫黄色，取出，点一切翳膜，入后药再制，名龙砂法。

青葙子　蕤仁　车前子　密蒙花　白芍　枸杞子　天麻
山栀　白芷　蔓荆子　连翘　蝉衣　谷精草　干葛　桑白皮
当归　槟榔　夏枯草　黄柏　旋覆花　草决明　白豆蔻　黄芩
天花粉　荆芥　柴胡　龙胆草　薄荷　升麻　池菊　元参　生地　石决明　防风　木贼草　白蒺藜　白术　细辛　香附
黄连

每甘石一斤，配药每一两煎汤，将甘石拌匀，烧至硫黄色，取出，点一切星障，入后药再制，名凤屑法。

千里光　鹅不食草　经霜桑叶

三味煎汤，用原蚕砂桑柴灰，摊在绵纸上，以汤淋水，拌在甘石内，烧至硫黄色为度，取出，放露天出火气候用，点一切年深老障凝翳。诸药分两，悉以甘石一斤为准，若甘石多少，药料亦须增减。

**制三黄法**

每制甘石一两，配黄芩、黄柏各二钱，黄连五钱，煎浓汤拌在甘石内，晒干，名三黄散。

### 配眼药法

三黄散四分　珍珠粉一分　制甘石二钱半　月石一分

共擂极细，加冰片八厘研匀，瓷瓶收贮听用。

## 眼癣方

### 凤凰油

治一切火毒。

鸡子黄不拘多少，陈菜油熬枯，去鸡黄，收贮听用。

### 水眼药

治沿烂。

硼砂　枯矾　等分

研细，白蜂蜜为君，拌匀炖透，不时搽抹。

### 红净药

治燥热眼癣。

红枣　绿矾　杏仁　胆矾少减　白果肉

红枣去核，将绿矾嵌满，湿粗纸包裹，火内烧红透为度，勿令焦枯，取出，以杏仁等共打和研匀，阴干，临用时须加黄柏、白芷、菊叶，泡水同炖，取水洗净。

### 清净药

治风热眼癣。

青葱为君　杏仁为臣　铜青为佐　胆矾为使

先将青葱取汁，杏仁研霜，熬，入铜青、胆矾，收干，临用时滚水开之洗净。

**黑癣药**

治湿毒眼癣，满面脓窠。

青葱　杏仁　松香

松香、杏仁等分研，大管青葱将二味装满，入陈菜油内浸透烧研细，临用麻油调，或凤凰油调。

**滚眼皮法**

治心脾火浮，招风沿烂。

胡桃肉<sub>去衣</sub>　枣子肉<sub>去皮</sub>　杏仁<sub>去衣</sub>　胆矾　冰片<sub>少许</sub>

共研细匀为丸，随时滚眼皮。

# 卷 四

## 治验存参

**高**<sub>幼</sub>　先天不足，肺肾阴亏，肝阳独盛，或时气上厥逆，右目珠大神呆，锐眦微赤，宜补肺肾，摄纳肝阳。

熟地　山药　茯苓　萸肉　丹皮　泽泻　党参　麦冬　牛膝　丹参　钩藤　石决明　砂仁

**又**　照前方去泽泻，加沙苑蒺藜。

**又**丸方　六味丸合生脉散，加丹参、石决明、牛膝、枸杞、菟丝。

**陆**<sub>幼</sub>　风郁化火，刑于脾肺，两目云翳，迎风流泪，复生眼癣。

玉竹　苡仁　茯苓　甘草　陈皮　豨莶草　防风　当归　杏仁　冬桑叶　荷叶蒂

**又**　异功合逍遥散，加防风、桑叶。

**陈**<sub>左①</sub>　火郁心脾，右目胬肉扳睛，两目翳膜羞明。

桑白皮　地骨皮　米仁②　甘草梢　生地　木通　归尾　赤芍　连翘　黑山栀　竹叶　荷叶蒂

**又**　黑逍遥散合杞菊，加蝉衣。

**吴**<sub>左</sub>　风寒之邪郁于太阳、少阳，以致右目红白翳障。

玉竹　生台术　云苓　柴胡　陈皮　甘草　当归　赤芍

---

① 左：习惯上代指男性。
② 米仁：即薏苡仁。

防风　桂枝　杏仁

　　**吴**左　邪郁少阳，两目云翳，右目星障。

　　当归　焦白术　赤芍　茯苓　甘草　柴胡　薄荷　蝉衣
白蒺藜　荷叶　灯心

　　**汪**左　因虚寒郁，右目已废，左目云翳赤障。

　　党参　于术　茯苓　甘草　广皮　炮姜　制香附　当归
枸杞子　蝉衣　白豆蔻

　　**陈**右①风邪化火，刑克肝脾，两目沿眶赤烂，怕日羞明。

　　羌活　防风　玉竹　焦于术　茯苓　甘草　陈皮　当归
黄柏　桑叶　灯心

　　**江**右　肝肾阴虚，兼有郁热，两目玛瑙翳障。

　　归身　柴胡　生地　山药　丹皮　茯苓　泽泻　菟丝子
石决明　蝉衣

　　**胡**左　风寒化火，刑克肝脾，以致太阳头痛，两目痛伤，
星陷，胬肉红肿。

　　当归　生台术　赤芍　茯苓　甘草　柴胡　桑白皮　杏仁
桂枝　防风　葱头

　　**又**　四物汤合逍遥散，加杏仁、桑白皮、防风。

　　**又**　生六物合杞、菊，加黑山栀、白芷。

　　**俞**左　寒邪化火，刑克肝肺，右目胬肉赤障，云翳起星。

　　玉竹　白术　白芍　茯苓　甘草　陈皮　炮姜　归身　杏
仁　白豆蔻

　　**又**　行血，熟六物加香附、枸杞、蝉衣。

　　**又**　生六味去萸肉，加玉竹、麦冬、香附、枸杞、归身、

① 右：习惯上代指女性。

龙衣①。

又　熟六物加决明子、菟丝子、枸杞子。

杨左　阴虚兼挟寒邪，刑克肝阴，两目水晶翳障，左目起星。

熟地　归身　台术　白芍　柴胡　茯苓　甘草　炮姜　枸杞子　蝉衣

张右　火邪刑于心肺，两目胬肉双斗。

苏木　红花　当归　川芎　生地　赤芍　桑白皮　地骨皮米仁　甘草　黑山栀　丹参

王左　阴虚火旺，两目云翳。

旱莲草　女贞子　生地　丹皮　茯苓　泽泻　知母　黄柏丹参　石斛

吴左　肝藏血，脾统血，血虚则热自生风，血少则不能荣筋，以致右目眼皮紧急，拳毛倒睫，又兼气虚，易致外邪，不时赤涩。

玉竹　于术　云苓　甘草　广皮　枸杞子　池菊　当归萆薢　钩藤

沈左　邪克肝阴，左目白翳垂下，右目线障羞明。

熟地　归身　川芎炭　白芍　玉竹　甘草　苏木　红花香附　蝉衣　枸杞子

又　照前方去苏木、红花，加麦冬。

戎左　精血两亏，又为寒郁，左目不痛而赤，翳障遮瞳，视物不明。

熟地　归身　川芎炭　白芍　枸杞子　甘菊　制香附　白

① 龙衣：即蛇蜕。

蒺藜

又　归柴熟六味去萸肉山药，合枸杞，加石决明、白蒺藜。

又　熟六物加香附、枸杞子、蝉衣、麦冬。

张左　湿热化火，刑于肝、脾、肺三经，致生黄疸，两目鸡盲，兼有星障，后防失明。

党参　米仁　茯苓　甘草　新会白　归身　石决明　旱莲草　女贞子

又　清火导赤散合二至，加茵陈、车前子。

又　二陈汤加山栀、滑石、茵陈、萆薢、车前子、泽泻、女贞子、野马料豆①、干姜。

陈左　燥火刑金克木，热传三焦，左目胬肉，两目云膜昏花。

生地　木通　甘草　竹叶　冬桑叶　黑芝麻　黑山栀　甘菊　杏仁　枸杞叶

陈左　风寒之邪，郁于太阳少阳，以致左目垂帘白障，下起三星，眼梢伤痕。

当归　柴胡　桂枝　白芍　甘草炙　苍术　防风　山栀杏仁　荷叶

张左　酒湿化火，刑于脾肺，以致两目翳膜羞明。

党参　茯苓　甘草　米仁　新会白　杏仁　萆薢　归身益智仁　鸡距子

屠左　气血不足，邪郁肝脾，两目拳毛倒睫，玛瑙翳障。

党参　生黄芪　生于术　陈皮　升麻　柴胡　归身　甘草防风　蝉衣

---

①　野马料豆：即野生小黑豆，用为马的饲料，故称野马料豆。

沈<sub>左</sub>　湿热刑于脾胃，致生眼瘴眼癣。

生地　木通　甘草　连翘　归尾　山栀　赤芍　黄柏　苍术　芦根

陆<sub>左</sub>　寒湿邪滞太阴，两目胬肉壅肿。

玉竹　焦茅术　茯苓　甘草　制半夏　陈皮　苏叶　杏仁　桑白皮　葱头　生姜

陆<sub>右</sub>　肺肾阴亏，水源干涸，右瞳发白，左亦淡色，此乃失光之症。

熟地　归身米炒炙草　枸杞子盐水炒　菟丝子　楮实子　桑椹子　五味子　党参　麦冬　野马料豆

又　左归饮合生脉散，加菟丝子、归身。

钱<sub>左</sub>　禀质素弱，中年气血已衰，兼之郁怒伤肝，脾肺积有湿热，以致两目白睛黄膜赤脉，瞳光昏暗，清浊不分。

熟地　丹皮　茯苓　泽泻　柴胡　枸杞子　米仁　菟丝子　丹参　野马料豆

张<sub>左</sub>　风湿合邪，郁于上焦，致生赤烂眼癣。

半夏制　陈皮　茯苓　甘草　苍术　黄柏　秦艽　连翘　米仁　枳壳　桑叶　灯心

金<sub>右</sub>　风寒湿三邪郁于阳明，致生眼癣，沿眶壅肿。

苍术　厚朴　陈皮　甘草　黄芩　枳壳　半夏　杏仁　滑石　白芷　晚蚕沙

又　异功散合白虎汤，加黄芩、秦艽、石决明、晚蚕沙。

朱<sub>左</sub>　湿热上壅空窍，两目翳雾，视物模糊，须防失光。

生地　丹皮　茯苓　泽泻　草薢　益智仁　丹参　女贞子　黄柏

杨<sub>右</sub>　肝肾精血两亏，复因寒邪郁久化火，以致右目推云内障，极险之症。

熟地　山药　丹皮　茯苓　泽泻　肉桂　党参　归身　石决明煅　枸杞子　野马料豆

**又**　左归饮加肉桂、党参、归身、石决明。

**姚左**　阴虚不足，又兼寒湿郁于脾阴，致生黄疸，延久失治化火，伤于肝肾，两目蟹珠高突，视物无形。勉力拟方救治。

猪苓　茯苓　泽泻　肉桂　白术　野马料豆　红枣

**又**　甘露饮加石决明、车前子、野料豆。

**周左**　风寒之邪，伤于肝肾，右目冰障羞明。

熟地　归身　干姜　炙草　桂枝　白芍　柴胡　细辛　白豆蔻

**又**　照前方去细辛加羌活、甘草、杏仁。

**又**　熟四物合逍遥散去柴胡、薄荷，加香附、红花、蝉衣。

**沈左**　肝肾阴亏，痰哮气逆，左目云翳，右目星障。

熟地　归身　半夏　广皮　云苓　炙草　枸杞子　丹参白蒺藜

**席左**　水亏火旺，肾阳不藏，两目黑花朦朦。

生地　山药　丹皮　茯苓　泽泻　黄柏　龟板　旱莲草女贞子　丹参　莲肉

**陆右**　肝肾精血两亏，少阳少阴两经复有风邪郁伏，以致头痛不止，恐致失光。

熟地　山药　萸肉　丹皮　泽泻　归身　柴胡　茯苓　枸杞子　细辛

**又**　七味合生脉散，加归身、白芍、细辛。

**蒋右**　血崩之后，气血大亏，目失滋养，以致瞳神散大失光，法宜补敛。

熟地　党参　制于术　黄芪　归身　炙草　枣仁　茯神桂圆肉　五味子　麦冬　杜仲　乌贼骨

又　左归饮合生脉散，加丹参。

**沈**左　寒邪化火，刑克肺肾，右目平塌已废，左目蟹睛翳障，视物不明。

归身　茯苓　焦白术　甘草　桂枝　白芍　制香附　石决明　菟丝子

又　熟黑逍遥①去柴胡、薄荷，加石决明、菟丝子。

又　行血熟六物加枸杞子、蝉衣。

又　香归熟六味去萸肉，加枸杞子、菟丝子、白蒺藜。

**钱**左　气虚体弱，兼感风寒，痰滞不宣，两目胬肉，赤障羞明。

黄芪　防风　生台术　玉竹　茯苓　广皮　甘草　半夏炮姜　杏仁

**吴**右　气血两亏，厥阴头痛，兼之胃腑受寒，又伤肝肾，以致左目赤障凝翳，下起伤痕，虑发蟹睛。

熟地　归身　党参　制于术　干姜　炙草　制香附　石决明　砂仁

又　杞菊熟四物，加石决明、红花、蝉衣、香附。

**汪**左　外感暑邪，内伤冷饮，以致两目白睛胬肉，赤障白翳，虽劳役道途，然舌白脉迟，谓之阴暑，不可作阳邪治。

干姜　半夏　甘草　香薷　杏仁　广藿香　白蔻壳

又　行血熟四物合逍遥散去薄荷，加蒺藜、荆芥。

**沈**左　病由遗浊伤阴，又感暑邪湿热，以致两目白障满泛，

---

①　熟黑逍遥：似为前方逍遥散加大熟地方。

蟹睛高突，视物无形，姑念远来，勉力拟方救治。

生地　山药　丹皮　茯苓　泽泻　广藿　青蒿　归身　萆薢　石决明　沙苑蒺藜　野料豆

**又**　服药后，虽得微光，但右目黑珠泛突已废，惟左目瞳光未损，尚可保全。

熟地　白芍　川芎炭　归身　苏木　红花　甲片　桃仁菟丝子　石决明　六一散　降香末

**又**　照前方去桃仁、六一散、降香末，加香附、蝉衣。

**又**　熟六物加香附、红花、蝉衣。

**张**左　夏季纳凉饮冷，风寒伤于太阳少阳，以致午后如疟，两目痛伤，蟹睛高凸，白障满泛，视物少形，症已重极，勉拟救治。

柴胡　黄芩　半夏制　甘草　桂枝　归身　石决明煅

**又**　照前方去黄芩，加玉竹、炮姜。

**又**　黑逍遥散加桂枝、炒白芍、石决明、青蒿、藿香。

**又**　熟六味合四物去萸肉、山药，加香附、石决明、红花、女贞子。

**又**　左归饮去萸肉，加玉竹、麦冬、香附、石决明。

**任**左　暑邪郁于肝肺，两目赤障羞明，往来寒热。

当归　赤芍　柴胡　茯苓　薄荷　甘草　米仁　连翘　山栀　石斛　西瓜翠皮

**沈**左　风热烁于肝胃，以致两目眼皮紧急，拳毛倒入，内生翳雾，目角湿烂。

白芷　升麻　防风　半夏　枳壳　黄芩　石斛　甘草　钩藤　当归

**又**　杞菊异功散去白术，加米仁、当归、石决明。

宣右　阴不和阳，心肺郁热，左目大眦胬肉。

生地　丹皮　茯苓　泽泻　当归　川芎炭　丹参　女贞子
麦冬　黑山栀　省头草

又　生六味去萸肉山药，加天冬、麦冬、丹参、西洋参、
黑山栀、女贞子。

姚左　阴虚不足，肝肾两亏，兼之寒邪包暑，刑克肝阴。
两目旋螺翳障，视物不明。勉拟救治。

香附制　夏枯草　熟地　归身　白芍肉桂煎汤拌炒　玉竹
甘草　川芎炭　红花　广藿香　煨姜　灯心

又　寒暑渐觉分消，疼痛略止，但旋螺转甚，不能睁视，
姑再拟方。补肝散合左归饮去萸肉，加牛膝、归身。

又　疼痛已息，寒邪未散，旋螺更盛，竭力拟救。八珍汤
去川芎，加枸杞、菟丝子、炮姜、燕窝、淡菜。

又　旋螺略散，视物稍明。金水六君煎加枸杞、菟丝、燕
窝、煨姜。

又　行血八珍汤加枸杞子、菟丝子、桂枝、炒白芍。

又　补血汤合熟六物加香附、枸杞子、蝉衣。

沈幼　幼年气血未充，又兼暑热伤阴，右目内泛已废，左
目白珠绉翳，鸡盲之症。

生地　山药　丹皮　茯苓　泽泻　归身　青蒿　广藿　女
贞子　石决明煅　鸡耎肝①

又　杞菊生六味去萸肉，加青蒿、归身、石决明、鸡耎肝。

又　杞菊异功散去白术，用山药，加青蒿、当归、芦根、
鸡耎肝。

---

①　鸡耎肝：即鸡肝。耎，同"软"，下同。

胡右　阴虚兼燥，木挟相火上冲，以致厥阴头痛，左目起星，右目蟹睛翳障。

香附制　夏枯草　生地　丹皮　茯苓　泽泻　女贞子　旱莲草　石决明盐水煮丹参

又　二至合人参固本，加丹参、乌贼骨、茺蔚子。

钱左　肝肾精血两亏，厥阴头痛，左目失光已废，右目白星撩乱，此青盲之症。

熟地　山药　萸肉　丹皮　茯苓　泽泻　五味子　归身菟丝子　活磁石醋煅

王右　气血不足，肺肾阴亏，厥阳上炽，以致无风流泪，目珠疼痛，不时心悸耳鸣。

人参　生地　熟地　天冬　麦冬　山药　萸肉　丹皮　茯苓　泽泻　丹参　燕窝

许左　形旺气衰，燥邪克于脾肺，以致两目赤障满睛。

人参　石膏　知母　麦冬　粳米　甘草　旱莲草　女贞子

又　二至合异功散去白术，加米仁、川贝、丹参、麦冬。

又　行血生六物合二至，加丹参、车前子。

纪左　肝肾不足，思虑伤脾，中气下陷，视物昏花。

熟地　党参　制于术　黄芪蜜炙　柴胡蜜炙　升麻蜜炙　陈皮　甘草　归身　枸杞子

徐右　三疟虽止，郁热未清，以致瞳神生翳，视物不清。

制首乌　党参　归身　制于术　炙草　麦冬　青蒿　女贞子　丹参　白蒺藜

徐左　太阳阳明感受风湿，左目上下胞壅肿，白睛胬肉。

苍术　厚朴　陈皮　甘草　猪苓　茯苓　泽泻　白术　滑石　苏叶

钱右　太阴风湿，以致左目胬肉壅结，上下眼胞肿胀，水泡鼻疮。

苍术　厚朴　陈皮　甘草　半夏姜制　广藿　滑石　苏叶　黄芩　大腹皮

又　异功散去白术用米仁，加豨莶草、防风、当归、山栀、滑石。

又　异功散合三妙加枳壳、滑石。

又　六君子汤合左金丸加当归。

沈左　精血不足，肝郁不舒，脾肺两经复积湿痰，以致两目昏花，肢体壅肿，气喘等症。

制香附　砂仁　党参　白术　茯苓　甘草　陈皮　制半夏　熟地　归身　桑螵蛸

徐左　气血不足，操持过劳，中宫不运，左目上睥结生梅核，后防瘤患。

党参　焦于术　云苓　甘草　归身　川芎炭　白芍酒炒　熟地　穿山甲　煨木香

顾左　气滞痰凝，郁热化燥，左目上睥结生樱核，两目午后赤涩。

半夏制　陈皮　茯苓　杏仁　白芥子　贝母　枳壳　冬桑叶　黑芝麻　柏子仁　菊花叶

钱左　精血不足，肝热上浮，以致无风流泪。

旱莲草　女贞子　玉竹　天冬　麦冬　生地　熟地　冬桑叶　黑芝麻　丹参

汪左　脾虚脱力，阴亏阳浮，以致头疼目暗，视物不明。

熟地　党参　黄芪蜜炙　制远志　归身　炙草　制于术　桂圆肉　煨木香　茯神　枣仁　野马料豆

俞左　火邪刑于脾胃，以致皮翻粘睑，遍身疮疡。

西洋参　米仁　茯苓　甘草　石膏　知母　丹参　山栀
石斛

吴左　风湿热合邪，刑于肝胃，右目推云外障，面鼻湿疮。

石膏　知母　甘草　米仁　苍术　归尾　羚羊角　鲜石斛

又　白虎汤加山栀、豨莶草。

又　生玉女煎加西洋参、归尾、谷精草。

陈右　三疟失调，肝肾阴亏，两瞳色淡，渐至失光。

制首乌　淡鳖甲　党参　麦冬　枸杞子　菟丝子　女贞子
五味子

黄左　肝阴不足，厥阳上浮，又兼暑热刑于肝胃，致生红
白推云，外障，视物模糊。

旱莲草　女贞子　石膏　熟地　牛膝盐水炒　知母　麦冬
西洋参　丹参

又　二地六味去萸肉，加牛膝、女贞子、西洋参、麦冬。

赵右　风淫化火，刑克肝脾，左目胬肉翳障，两目眼皮红
肿，疼痛羞明。

羌活　防风　柴胡　桑白皮　归身　赤芍　焦于术　茯苓
甘草

又　加味逍遥散。

陈左　阴虚火旺，心肾不交，火搏水阴，以致瞳神细小，
视物模糊。

生地　山药　丹皮　茯苓　泽泻　黄柏　龟板　女贞子

陆左　暑热刑于脾肺，两目胬肉壅肿。

生地　木通　赤芍　归尾　黑山栀　石斛　六一散　广藿
香　青蒿　扁豆叶

叶左 阴虚兼暑，刑克肝脾，两目胬肉红肿，畏热羞明。

旱莲草　女贞子　新会白①西洋参　扁豆肉　六一散　广藿香　青蒿　麦冬　丹参

张右　内蕴暑热，外束寒凉，左目聚星，右目白障，壅肿疼痛。

香薷　扁豆　厚朴　广藿香　苏叶　陈皮　当归　赤芍茯苓　柴胡　薄荷　荷梗

又　逍遥散合清暑汤。

沈右　肝肾不足，阳明胃热兼之，少阳相火浮动，不时齿痛，两目翳膜赤涩。

熟地　石膏　牛膝　知母　麦冬　石决明　丹参　女贞子芦根

戴左　表虚脾胃不足，又兼风邪克肺，两目胬肉壅肿，眼皮宽纵。

党参　生黄芪　白芍　葛根　升麻　蔓荆子　甘草　黄柏归身　石决明　蝉衣

又　归柴熟六味去萸肉，加枸杞子、蔓荆子。

高右　肝经郁热不达，两目白障满布，视物不明。

当归　生地　栀子　黄芩　木通　泽泻　车前子　甘草梢柴胡　龙胆草　苏木　红花

杨左　暑风化火，刑克肝胃，右目推云白障，沿眶湿烂。

竹叶　石膏　粳米　麦冬　甘草　玉竹　广藿香　青蒿当归　滑石　稻叶

张左　肺阴大亏，肾气不纳，以致少阴头痛，左目珠大

---

① 新会白：广东新会出产的道地药材，具有燥湿行气的功效。

脱眶。

熟地　萸肉　山药　丹皮　茯苓　泽泻　牛膝　车前子制附子　肉桂　人参　菟丝子　青铅

**汪**左　心肾不交，相火上浮，水不能制，左目胭脂内障，谨防血灌瞳神。已成危症，勉力拟方。

生地　山药　丹皮　茯苓　泽泻　黄柏　龟板　丹参　牛膝　女贞子　车前子

**又**　滋阴生六味去萸肉，合人参固本，加丹参、牛膝、女贞子、车前子。

**又**　明目地黄汤去柴胡，加丹参、菟丝子、麦冬。

**姚**左　右目为苗叶刺伤，白障满泛已废，血络受伤，疼痛不止。拟补血活血法。

熟地　白芍　当归　川芎　苏木　红花　乳香　没药䗪虫

**又**　行血熟六物加枸杞子、防风、酒炒白蒺藜。

**张**右　血为邪乘，凝而不行，以致白睛胬肉，色紫，眼皮青黯。

生地　当归　川芎　赤芍　苏木　红花　半夏　茯苓　陈皮　甘草　杏仁　桔梗　桑白皮

**干**左　两目为石灰所伤，黑珠已白，视物不明，眼皮壅肿，昼夜疼痛。

生地　木通　甘草梢　竹叶　连翘　黑山栀　归尾　赤芍苏木　红花

用韭菜地上蚯蚓泥煎汤代水，不时以蟹沫洗眼。

**廖**右　左目因火烙伤，黑睛已坏，疼痛难忍，眼泪羞明。宜先以陈菜油灌洗止痛。

当归　生地　赤芍　川芎炭　连翘　黑山栀　黄柏　杏仁
乳香　没药

**徐**幼　稚年饮食不调，积成脾疳，两目于黄昏时不能见物。此鸡盲之症。

党参　茯苓　焦于术　广皮①炙草　山楂炭　神曲　五谷虫②谷精草　鸡内金

**柏**幼　稚年失乳，气血未足，致成肝疳，雀盲失光。

党参　茯苓　山药　炙草　新会白　归身　白芍　菟丝子
石决明煅鸡爽肝　人乳冲服

**钟**右　湿热停滞脾肺，左目胬肉壅肿。

苍术　厚朴　陈皮　甘草　猪苓　茯苓　泽泻　白术　丹
参　通草

**李**左　心肾不交，水火不济，少阴虚热上浮，眦肉壅突。

生地　山药　丹皮　茯苓　泽泻　黄柏　龟板　丹参　女
贞子　柏子仁

**又**　薛氏归脾汤加丹参、莲肉。

**周**右　寒伤肝阳，风伤肺阴，右目星障，疼痛羞明。

玉竹　陈皮　茯苓　甘草　焦于术　当归　柴胡　赤芍
防风　杏仁　荷叶

**又**　黑逍遥合杞菊加蝉衣。

**陆**左　阴分素亏，又兼寒郁化火，刑克肝肺，两目胬肉壅
肿，黑珠内泛，视物少形。

熟地　党参　归身　川芎炭　白芍　炙草　炮姜　杏仁

---

① 广皮：即广东新会陈皮。
② 五谷虫：即蛆虫。

白蔻仁

又　熟黑逍遥合杞菊加杏仁、陈皮。

又　行血熟六物加菟丝子、石决明。

**冯**左　邪郁肝阴，左目花翳白障，右目星翳昏朦。

生地　川芎　归身　白芍　柴胡　茯苓　焦白术　甘草
苏木　红花　枸杞子　蝉衣

又　黑逍遥散加枸杞子、蝉衣。

又　八珍汤加枸杞子、蒺藜。

又　左归饮去萸肉，加香附、归身、蝉衣、白蒺藜。

**干**幼　痘后阴虚郁热，停滞脾胃，两目致生眼癣。

玉竹　米仁　茯苓　新会白　升麻　石斛　望月砂　杏仁
丹参

又　生六味去萸肉、山药，加丹参、石决明、望月砂、豨
莶草。

**胡**右　阴虚不足，相火上浮，右目黄膜上冲，视物不明。

生地　山药　丹皮　泽泻　熟地　云苓　石决明　菟丝子
野马料豆

又　滋阴二地六味去萸肉，加玉竹、麦冬、丹参、女贞子、
石决明、淡菜。

又　贞元饮合人参固本，加石决明、丹参。

又丸方　人参固本合六味去萸肉，加归身、石决明、菟
丝子。

**朱**左　阴分有亏，肝肺燥热，两目赤障，云膜羞涩，宜滋
阴润燥。

生地　丹皮　茯苓　泽泻　玉竹　麦冬　石斛　女贞子
菊花　甜杏仁　桑白皮　冬桑叶

陈幼　痧后感受风湿，化为燥热，郁于足太阴阳明，两目湿烂眼癣。

黄芩　白芷　丹皮　石膏　当归　生地　赤苓　石决明　米仁　秦艽　麦冬　芦根

沈右　风伤太阴，血凝气滞，左目白睛胬肉，红肿羞明。

川芎　当归　赤芍　生地　丹参　桔梗　杏仁　前胡　苏木　红花

张右　肝肾阴亏，虚阳上炎，以致眼梢赤脉，干涩昏花。

生地　山药　茯苓　泽泻　丹皮　丹参　麦冬　石决明　钩藤　柏子仁　料豆皮　石莲子

又　照前方去山药、料豆皮，加西洋参、女贞子。

王左　肺肾阴亏，兼有湿热，以致两目红白翳障，瞳神淡色，视物模糊。

生地　茯苓　丹皮　泽泻　旱莲草　女贞子　西洋参　麦冬　丹参　石斛　萆薢

方左　精神不足，心肾不交，以致下焦遗泄，左目瞳神淡色，后防失光。

熟地　山药　丹皮　茯神　泽泻　归身　石决明　玉竹　麦冬　菟丝子　桑螵蛸

徐左　体弱阴虚，精血不足，兼之寒邪化火，刑克肝胃，以致左目推云内障，右目白障下垂，视物不明。勉力拟方。

玉竹　生台术　茯苓　广皮　甘草　炮姜　熟地　归身　龙衣　灯心

又　八珍汤去川芎，加香附、陈皮、枸杞子、升麻、牛膝。

又　行血八珍汤加枸杞子、石决明、龙衣、料豆皮。

又　归柴熟六味去萸肉，加菟丝子、石决明、牛膝、蝉衣、野马料豆。

**朱**右　肝虚血燥，少阳郁热，右目锐眦云翳起星。

归身　柴胡　生地　山药　丹皮　茯苓　泽泻　白蒺藜　蕤仁　枸杞子　甘菊　野马料豆　冬桑叶

**又**　二地六味去萸肉，加西洋参、麦冬、石决明、菟丝子。

**王**右　风热郁于阳明，右目下睥眼瘅壅肿。

苍术　厚朴　茯苓　甘草　当归　连翘　荆芥　防风　天虫　枳壳　金银花　薄荷　葱白头

**朱**左　暑邪内受，寒邪外束，结聚不散，以致右目云翳赤障，壅肿湿烂。

玉竹　米仁　陈皮　茯苓　六一散　当归　香附　香薷　厚朴　防风　杏仁

**金**右　火郁脾肺，以致偷针变癣。

连翘　黑山栀　归尾　赤芍　生地　木通　甘草梢　石斛　石决明　杏仁　枇杷叶蜜炙

**赵**左　阴虚邪郁，三疟未已，目珠红赤昏花。

归身　焦白术　白芍　茯苓　柴胡　薄荷　甘草　鳖甲　青蒿　石决明煅

**程**左　精血不足，肺肾阴亏，水源干涸，以致左目瞳神发白，视物模糊，防有头风失明之患。

人参　生地　熟地　天冬　麦冬　枸杞子　菟丝子　五味子　覆盆子　桑椹子

**又**　贞元饮合生脉散，加枸杞子、菟丝子、五味子、女贞子、桑椹子、真珠子、覆盆子。

**又**　生脉散合七子，加阿胶、野马料豆。

**又**　左归饮合七子。

徐　<sub>左</sub>中气下陷，虚热上浮，迎风流泪，眼皮宽纵。

党参　绵黄芪　制于术　新会白　升麻<sub>蜜炙</sub>　柴胡<sub>蜜炙</sub>　归身　炙草　杏仁　麦冬　冬桑叶

陈<sub>幼</sub>　厥阴阳明湿火，以致满额肥疮，两目赤障，启睫无力。

龙胆草　黑山栀　生地　木通　当归　黄芩　泽泻　石膏知母　米仁　甘草　石斛　白芷炭

黄　<sub>左</sub>风寒湿三气郁于阳明，右目壅肿偷针。

白芷　苍术　厚朴　陈皮　甘草　天虫　萆薢　赤苓　米仁　葱头

庄<sub>左</sub>　疟后元虚，湿郁肺肾，两目白睛黄膜，右目黑花朦朦。

生地　丹皮　茯苓　泽泻　山药　党参　麦冬　女贞子丹参　萆薢　野料豆

又　人参固本加米仁、何首乌、茯苓、桑椹子、野料豆。

陶<sub>右</sub>　风湿热三邪郁于阳明太阴，两目致生湿烂眼癣。

苍术　厚朴　陈皮　甘草　猪苓　茯苓　泽泻　米仁　防风　豨莶草　黄柏　晚蚕沙

又　平胃散合三化汤，加萆薢、赤苓、龙衣。

又　清火导赤散合白虎汤，加白芷、天花粉、忍冬花。

又　清火导赤散加天花粉、金银花、米仁。

沈<sub>左</sub>　肝肾素亏，兼之风郁化火，令目凝脂白翳，垂帘赤障，右目凝翳。

羌活　独活　制香附　夏枯草　当归　白芍　柴胡　茯苓甘草　枸杞子　焦于术　葱头　灯心

黄　<sub>左</sub>心肾水火不交，虚阳上炎，两目不时举发偷针眼瘤之患。

生地　柏子仁　当归　枣仁　天冬　麦冬　人参　玄参
丹参　桔梗　茯神　远志　石菖蒲

郓左　肝肾不足，虚热生风，左目赤障，瞳神细星，右目云膜。

生地　熟地　玉竹　甘草　川芎炭　归身　白芍　枸杞子
甘菊　白蒺藜　冬桑叶　荷叶蒂

又　杞菊熟六味去萸肉，加党参、麦冬、归身、桑叶、马料豆。

史右　太阴郁邪凝结，左目赤障，状如鱼胞。

半夏　茯苓　广皮　甘草　桔梗　杏仁　前胡　当归　红花　葱须

蔡右　肝脾不足，风湿眼癣。

玉竹　陈皮　茯苓　甘草　米仁　秦艽　防风　当归　白芍　冬桑叶

褚左　风寒湿邪乘于脾胃，两目致生眼癣。

半夏　茯苓　陈皮　甘草　苍术　厚朴　桑白皮　薄荷
黑山栀　连翘　灯心

曹左　先天不足，后天亦亏，肝风犯胃，以致右目眼皮紧
急，拳毛倒刺，赤障云翳。

玉竹　米仁　陈皮　茯苓　甘草　钩藤　当归　秦艽　萆
薢　谷精草　冬桑叶

张右　风湿邪毒，郁于足太阴阳明，以致唇疮面疹，两目
赤障玉粒。

甘草　桔梗　桑白皮　地骨皮　杏仁　薄荷　葛根　白芷
连翘　茯苓皮　葱头

朱右　心肾水火不交，燥邪复克肝脾，两目干涩，久视无光，宜养阴润燥。

生地　丹皮　茯苓　泽泻　冬桑叶　黑芝麻　丹参　枣仁　蕤仁　湘莲

张左　酒湿兼风郁于阳明，两目沿眶赤烂。

生地　当归　米仁　葛花　萆薢　茯苓　陈皮　荆芥　槐米　料豆皮　冬桑叶

吴左　操劳过度，伤及心脾，两目眦肉肿突，视物不清。

熟地　党参　制于术　黄芪蜜炙　归身　炙草　枣仁　制远志　茯神　菟丝子　湘莲肉

金右　风热郁于肝脾，两目赤脉贯睛，凝翳满目，沿眶赤烂。

连翘　山栀　归尾　赤芍　生地　木通　甘草梢　羌活　薄荷　枳壳　菊花　桑叶　车前草

沈左　湿邪化火，目胞浮肿。

猪苓　茯苓　泽泻　白术　桂枝　黄柏　桑叶　灯心

戚左　暑风湿邪郁于肝脾，目胞浮肿，白翳赤障，头痛不止。

当归　赤芍　薄荷　茯苓　米仁　藿香　青蒿　滑石　石斛　荷梗

又　二至合黑逍遥去白术、甘草，加米仁、谷精草、石决明、六一散。

又　二地六味去萸肉，加西洋参、麦冬、菟丝子、丹参、六一散。

孙幼　湿食伤脾，又兼肝木克土，遂致腹大膨胀，两目鸡盲。

苍术　厚朴　陈皮　甘草　党参　云苓　山楂　麦芽　神曲　草薢炭

艾<sub>左</sub>　肺肾阴亏，气逆上冲，以致珠大脱眶。

人参　生地　熟地　天冬　麦冬　五味子　丹参　菟丝子　枸杞子　牛膝

又人参固本合五子饮加丹参。

董<sub>幼</sub>　稚年气血未足，内热伤阴，以致两目鸡盲，咳呛多痰，此肺疳之症。

党参　山药　茯苓　炙草　新会白　归身　石决明　甜杏仁　川贝　鸡膆肝

又　异功散去白术用山药，加归身、石决明、菟丝子、钩藤、野料豆、红枣。

李<sub>左</sub>　劳心过度，思虑伤脾，阴精不能上注，以致右目银翳白障，瞳神淡色，防有失光之患。

熟地　归身　党参　制于术　茯神　白芍　炙草　丹参　枣仁　枸杞子　野马料豆

又　左归饮合生脉散加丹参。

张<sub>左</sub>　肝胃阴寒，兼之太阳少阳两经风邪头痛，右目推云白障，胬肉壅肿。

吴茱萸<sub>泡淡</sub>　淡干姜　甘草<sub>炙</sub>　归身　柴胡　羌活　枸杞子　白蔻仁　葱白

又　归芍六君子加香附、白蒺藜、枸杞子、豆蔻仁、煨姜、红枣。

叶<sub>左</sub>　肝肾阴亏，虚阳上炎，以致两目小眦胬肉壅结，右目横关内障。勉力拟方。

西洋参　天冬　麦冬　生地　熟地　旱莲草　女贞子　丹

参 苏木 红花

又 人参固本加归身、石决明、丹参、牛膝、菟丝子。

又 胬肉已退其半，横关内障微现，视尚模糊，宜养阴和中退障为主。行血熟六物加菟丝子、白蒺藜、甲片。

又 横关内障稍为缩短，红障未消，手足寒冷，乃内素有热，外束寒邪所致，其障必须全现，在外方可消去，难以速效。姑再拟方。

理中汤合理阴煎，又合补肝散加菟丝子、新绛屑。

又 照前方加肉桂、炒白芍。

又 横关内障喜得全现，在外已短其半，两目红障十去其八，视仍未清。行血八珍汤加枸杞子、蝉衣、野料豆、龙衣。

又 横关内障已短大半，红障亦散，视犹不清。补血八珍汤加菟丝子、香附、白蒺藜、龙衣。

又 补血异功散加丹参、菟丝子、牛膝、凤凰蜕。

又 横关内障浮薄，视物昏花。异功散加香附、归身、马料豆、龙衣。

又 补肝四君子加蝉蜕、丹参、龙衣。

又 二至合异功加香附、归身、龙衣、白蒺藜。

又 二至合异功散加丹参、蝉蜕、青葙子、新绛屑。

又 四君子加当归、鹿角屑、煨木香、白蒺藜。

又 右目横翳未尽，视尚不清。行血熟四物合五脱散。

马右 痘后迎风流泪，又兼火郁睛明，左目已成漏睛。

生地 木通 甘草梢 竹叶 连翘 黑山栀 归尾 石决明 赤芍

沈左 气血大亏，兼之风寒郁伏厥阴阳明，以致寒热骨疼，气逆呕吐，两目推云内障，视物无形。勉力拟方。

人参　制于术　干姜　炙草　熟地　归身　肉桂　吴茱萸
白芍　独活　生姜　大枣

又　两瞳痛伤，最为危重。前进温中解寒之剂，骨痛头疼
少止，然两目难以奏效，再须质之高明。

归身　熟地　制半夏　陈皮　茯苓　炙草　党参　制于术
枸杞子　白蒺藜　焦枳壳　马料豆

顾右　阴虚内热，燥邪伤脾，左目樱核，右目瘤子。

生地　丹皮　茯苓　泽泻　归身　石决明　丹参　黑山栀
女贞子　石斛

叶幼　暑湿化火，刑克肝脾，致生眼癣，右目起星，满面
疮疡。

生地　当归　赤芍　柴胡　茯苓　米仁　甘草梢　薄荷
黄柏　滑石

张右　体素阴亏，兼之怀娠中满，肝胃蕴热，化火生风，
以致左偏头痛，左目推云内障，险极之症。

黄连　吴茱萸　生地　归身　白芍　甘草　制香附　夏枯
草　黄芩　焦枳壳

又　补肝二至左金白虎汤，加黄芩、枳壳、芦根。

钱左　心肾不交，下焦遗泄，瞳神散大，失光之症。

生地　山药　萸肉　丹皮　茯神　泽泻　黄柏　龟板　丹
参　麦冬　湘莲

卢左　燥热刑于心肺，右目小眦胬肉玉粒。

生地　丹皮　茯苓　泽泻　玉竹　麦冬　丹参　车前子
女贞子　石斛　冬桑叶

赵右　瘀血凝滞右目睛明穴中，以致内生血瘤，颜色青紫，
大如银杏，疼痛羞明。

桃仁　红花　川芎　当归　生地　赤芍　制香附　夏枯草　丹参　侧柏叶

又　血瘤已落，红翳未尽，视物不清。生六物合杞菊加丹参、石决明、茺蔚子。

沈左　湿热郁于脾肺，致生黄水唇疮，两目微肿赤烂，畏日羞明。

苍术　厚朴　陈皮　甘草　生地　木通　黄柏　绿豆皮　竹叶　灯心

张左　风克阳明，血凝气滞，以致睥翻粘睑。

生地　当归　赤芍　川芎　苏木　红花　焦枳壳　煨木香　荆芥

施左　寒燥合邪，刑于脾肺，两目赤涩云膜，眼梢湿烂。

玉竹　广皮　茯苓　杏仁　甘草　归身　麦冬　蕤仁　白蒺藜　冬桑叶　料豆皮

蔡左　精血不足，肝郁不舒，兼之寒郁少阴，以致右目瞳神内障，视物模糊。竭力拟方。

党参　制于术　茯苓　陈皮　炮姜　甘草炙　远志　枸杞子　白蔻仁　花椒目

又　内障已散，舌色微白，视物不清，宜温中养阴保光为主。六味异功散加香附、归身、枸杞子、桂枝、炒白芍、佛手。

程右　肝肾精血两亏，阳气不藏，以致萤星满目，谨防青盲。

熟地　山药　黄肉　丹皮　茯苓　泽泻　人参　麦冬　五味子　青铅

曹左　热郁三焦，黄膜胬肉。

生地　木通　甘草梢　竹叶　连翘　山栀　归尾　赤芍

黄芩　甘菊　焦枳壳　料豆皮　冬桑叶

又　知柏四物加石决明、黑山栀、车前草。

**钱**幼　目肿如桃，眵泪如脓，皮肤蒸热畏风，两目常闭难开，未卜黑珠损否，症拟暑湿，宜用清利。

香薷　厚朴　扁豆　茯苓　苍术　黄柏　银花　六一散

**张**左　风寒郁伏肝肺，以致左目凝脂翳障，有变旋螺之势。

桂枝　白芍　炙草　香附　苏叶　陈皮　当归　杏仁　枸杞子

**沈**左　寒邪挟风，乘虚伤于肝胃，右目小眦痕陷，推云白障，疼痛羞明。

党参　生台术　干姜　甘草　川芎　归身　枸杞子　白豆蔻

又　八珍汤去川芎，加红花、陈皮、石决明。

**胡**左　热郁三焦，大小眦赤障，防变胬肉攀睛。

生地　当归　川芎炭　赤芍　丹皮　山栀　旱莲草　女贞子　桑白皮　竹叶　灯心

**李**左　燥火刑金克木，两目云膜赤障。

生地　木通　赤芍　归尾　连翘　山栀　桑白皮　地骨皮　米仁　甘草梢　灯心

又　清火导赤散加黄芩、石斛、竹叶。

**桂**右　精血素亏，又兼暴伤阴，以致瞳神散大，视物不明。

柴胡　五味子　归身　熟地　山药　黄肉　丹皮　茯苓　泽泻　远志

又　照前方合生脉散。

**瞿**右　阴精不能上承于目，以致干涩昏花，宜滋阴充液。

旱莲草　女贞子　生地　山药　丹皮　茯苓　泽泻　天冬

麦冬　枣仁　莲肉

**马**右　肝经郁热，两目已成赤脉贯睛。

川芎　当归　生地　赤芍　茯苓　柴胡　郁金　甘草　蝉衣　荷叶边

**施**右　燥热郁于肺胃，右目拳毛倒入，眼皮紧急。

知母　黄柏　生地　丹皮　泽泻　归身　蕤仁　麦冬　冬桑叶

**马**右　产后气血两亏，阳明虚热生风，以致头痛目疼。

熟地　归身　川芎炭　白芍　党参　茯苓　制于术　炙草　升麻　杜仲　省头草

**又**　照前方去升麻加枸杞子。

**范**左　酒湿伤于肺肾，两目银翳赤障。

生地　丹皮　茯苓　泽泻　远志　萆薢　丹参　鸡距子　野马料豆

**又**　生六味去萸肉合杞、菊，加萆薢、益智仁、菟丝子。

**尤**左　肝肾精血两亏，又兼寒邪伤阴，以致左目瞳神蟹珠，视物少形。勉拟温中救阴法，以图得效。

制附子　干姜　生白术　炙草　归身　熟地　肉桂　枸杞子　制香附　石决明煅

**马**右　精血素亏，兼之怀妊中满，气郁肝胆，两目视物昏花，防变青盲，宜滋阴疏利。

生地　熟地　山药　云苓　泽泻　制香附　归身　黄芩　苏梗　焦枳壳　荷叶

**又**　治气六合汤加黄芩、枸杞子。

**陆**幼　风湿郁于脾肺，两目眼癣，满身风疹。

玉竹　苡仁　茯苓　广皮　甘草　豨莶草　秦艽　当归

杏仁

**顾**左　阴不摄阳，肝风内动，两目时痛时痒，赤涩昏花。

枸杞子　甘菊　玉竹　新会白　云苓　山药　甘草　石决明　料豆皮　黑芝麻　冬桑叶

**又**　二地六味去萸肉，加西洋参、麦冬、钩藤、石决明、丹参、料豆皮。

**又**　左归饮合扶桑加丹参、石决明。

**范**左　暑湿两邪刑于肝肺，两目黄白云膜，黑珠白陷。

猪苓　白术　泽泻　茯苓皮　五加皮　地骨皮　生姜皮　广藿香　当归　六一散　花椒目

**张**右　阳明血少，胃热生风，两目黑珠云翳，眶肿赤烂。

防风　山栀　藿香　石膏　甘草　当归　钩藤　桑叶　芦根

**叶**左　血虚内热，风邪化燥，刑于脾肺，两目沿眶赤烂，右目翳雾昏花。

当归　生地　赤芍　黄芩　秦艽　防风　甘草　杏仁　山栀　蕤仁　竹叶

**张**左　少阴邪热，左目胬肉壅突疼痛。

黄连　黄芩　犀角　知母　山栀　滑石　麦冬　茯神　西洋参

**王**右　风邪郁伏肝肺，两目星障满布，红肿羞明。

羌活　防风　生地　川芎　当归　赤芍　薄荷　白蒺藜　荷叶

**周**左　误伤左目，瞳神惊散，胆肾精液为瘀血灌浑，下视略有微光，右目近视光呆。宜保全右目，兼理左目，行气活血为要。

熟地　川芎炭　归身　白芍　桃仁　红花　枸杞子　菟丝子　楮实子　紫槿皮　肉桂　制香附　䗪虫

又　照前方去肉桂，加党参、丹参。

**沈**左　邪火上攻，大眦肿痛出血。

鲜生地　白芍　丹皮　犀角　藕汁

**徐**左　体素阴亏，又兼寒郁肝胃，右目小眦痛伤痕陷，左目星翳胬肉，视物不明。

熟地　归身　柴胡　白芍　茯苓　焦于术　甘草　炮姜　白蒺藜　砂仁　荷叶

又　熟六物加枸杞子、白蒺藜。

**朱**左　心肾不交，气血不和，虚阳上浮，中气下陷，以致左目玛瑙垂帘，右目蚬肉垂帘，视物不清。

苏木　红花　熟地　川芎炭　归身　白芍　党参　炙草　龟板　黄柏

又　滋肾生肝饮去萸肉、五味子，用菟丝子、白芍，加丹参、蝉蜕。

又　行血生补中益气汤加丹参、蝉衣。

**王**右　气血素亏，兼之风寒郁伏太阳少阳，以致左目蟹睛高突，右目云翳赤障，壅肿疼痛。

玉竹　陈皮　生台术　茯苓　甘草　当归　柴胡　防风　白芍　石决明　车前子

又　黑逍遥去薄荷，加蔓荆子、蝉蜕、石决明、杏仁、车前草。

又　补肝散合生六物加石决明、茺蔚子。

**朱**左　气血两亏，风寒邪克肝阴，以致两目壅肿胬肉，黑珠内泛，视物无形。勉力拟方救治。

熟地　川芎　当归　白芍　柴胡　茯苓　焦于术　甘草　防风　苏木　红花　煨姜　灯心

又　行血熟六物加炮姜、菟丝子、香附。

何左　年未弱冠，气血不能充足，左目为物所伤，青珠已破，泛壅高突，疼痛不止，勉拟救治。

苏木　红花　熟地　川芎炭　当归　白芍　香附　牛膝　紫槿皮　炮姜炭　防风炭　䗪虫

又　左目黑珠泛突已平十分之九，伤痕未退，白障未消，未识瞳神损否，姑再拟方。行血熟六物加防风炭、香附炭、菟丝子、牛膝、䗪虫。

又　凝瘀已散，珠圆平复，白障未退，瞳神已损，光影全无，惟念尚在童年，再拟一方，望其侥幸。行血八珍汤加枸杞子、菟丝子。

徐幼　稚年气血未足，又兼风湿郁于脾肺，以致咳嗽气逆，左目红肿珠突，眼泪如脓。

羌活　防风　当归　赤芍　柴胡　茯苓　米仁　甘草　杏仁　葱头

又　珠突已平，红肿少退，不能睁视。异功散去白术用米仁，加草、防风、当归、石决明、杏仁。

黄左　精血两亏，酒湿伤于肺肾，以致瞳神混浊，视物昏花，须防失光。

旱莲草　女贞子　生地　山药　丹皮　茯苓　泽泻　草薢　益智仁　丹参　鸡距子

陆左　精血两亏，心肾不交，相火上炎，以致大眦发痒出血，宜引火归源法。

熟地　山药　丹皮　茯苓　泽泻　萸肉　制附子　肉桂

人参

    **韩**左　中气不足，眼皮宽纵，拳毛倒睫。

    党参　生黄芪　生于术　归身　陈皮　升麻<sub>蜜炙</sub>　柴胡<sub>蜜炙</sub>
甘草　蔓荆子

    **钱**左　湿热停于脾肺，两目眦内鱼子石榴，视物羞明。

    当归　石决明　玉竹　茯苓　苍术　甘草　黄柏

    **又**　鱼子石榴已散，红翳未尽。补血六君子去参用玉竹，
加石斛。

    **唐**右　暮年肝肾阴亏，水火不能既济，以致瞳神淡色，时
见火星飞扬，视物模糊，宜壮水固精，交通心肾。

    熟地　归身　炙草　枸杞子　菟丝子　五味子　桑椹子
女贞子　丹参　龟胶　莲肉

    **罗**左　体素阴亏，精血不足，左目为物所伤，气血复亏，
以致瞳神散大，眼皮垂下，启睫无力，视物不明。竭力拟治，
少或有效，再可商也。

    熟地　归身　炙草　枸杞子　菟丝子　五味子　楮实子
覆盆子　人参　麦冬　黄芪<sub>酒炒</sub>　䗪虫　洋虫①

    **又**　眼皮稍能睁视，瞳神略小，惟视物尚觉不明。贞元饮
合五子加人参、黄芪、红花、䗪虫。

    **又**　生脉散合五子加熟地、归身、阿胶。

    **孔**左　视白为黄，视红为紫，视正为横，睁目头晕，此阴
极阳飞之症。

    生地　熟地　山药　萸肉　丹皮　茯苓　泽泻　肉桂　菟

---

    ①　洋虫：又名九龙虫。有活血祛瘀、温中理气的功效。主治劳伤咳嗽、
吐血、中风瘫痪、跌打损伤、心胃气痛、噎膈反胃。

丝子　丹参

又　金匮肾气丸以丸作汤　合生脉散加丹参。

又　十全大补汤。

**姚**左　精血素亏，湿邪复传肺肾，以致两目白睛黄膜，瞳神昏暗，夜视不明，雀盲之症。

生地　熟地　天冬　麦冬　茵陈　黄芩　枳壳　石斛　甘草　枇杷叶　旱莲草　女贞子　丹参

又　人参固本合二至，加丹参、茵陈、黄芩。

又　夜视得明，湿热已退大半，惟内热尚未尽除。二地六味去萸肉合二至，加牛膝、车前子、丹参、野马料豆。

**徐**左　暮年肝肾阴亏，三阴三阳脉息歇止。又兼脾胃衰弱，不能健运，以致两目眼皮红赤翻出，视物不清。

熟地　人参　黄芪蜜炙　制于术　茯神　制远志　枣仁　归身　煨木香　龙眼肉　炙草　龟胶　鹿角胶　枸杞子　炮姜

**杨**幼　脾胃湿火，左目下睥生菌。

苏木　红花　生地　当归　川芎炭　赤芍　苍术　厚朴　陈皮　甘草　芦根

又　眼菌已消，红翳未尽。照前方去苏木、红花加石斛、黑山栀。

# 跋 一

　　九窍之病，惟目为最重，苟有误治，其失明者无论矣。即神膏未损，遇善手极力挽救，已不免微云点缀，滓秽太清①，良可恨也。古人所以另立专科，俾得精通一艺，不至于多歧亡羊②。奈今世之业是科者，每以发散攻伐为用，其贻祸可胜言哉！吾师顾养吾夫子，独窥灵兰③之秘旨，辨症酌方，投无不效，是以名震南北，远近争赴无虚日。侨寓松郡以来，积案盈千累万，今年春，先生惧其多而散失，集其已验者若干症，编为二卷。更著六淫外感、七情内伤、杂病兼症等论，并发明五脏六腑主病，无微不抉，无义不搜，诚眼科之指南，抑医林之圭臬④也。其立法详见于治目总论中，至于用方则宗景岳，用药则守之才，足见与古为徒，心源印合。然巧运神思，独抒己见，岂末学所能测识乎。昔倪维德《原机启微》一书，立斋薛氏奉为至宝，刻入廿四种⑤内，其治法亦以补益为主，与东垣之脾胃，丹溪之滋阴，后先一辙，故附案甚多。外此诸大家，于眼目一症，皆有条论，莫不寒热虚实并陈，补泻温凉互用。惟张子和自患目疾，有人以针刺出血而愈。遂宗血实破之之法，创为谬论，一变而为钩割，再变而为炮烙，受其害者，殆不可

---

　　① 太清：原指天空，此处代指眼睛。
　　② 多歧亡羊：语出《列子·说符》，原指岔路太多而无法寻找丢失的羊，引申为泛而不专，终无所成。
　　③ 灵兰：代指灵台和兰室，传说是黄帝藏书的地方。
　　④ 圭臬（guī niè 归聂）：指圭表，比喻标准、准则和法度。
　　⑤ 廿四种：即《薛氏医案二十四种》。

胜数。近时张飞畴能以金针拨障，顷刻奏功，详见于《张氏医通》，洵为神妙。世有传其术者，争羡慕之。然拨愈者固多，拨伤者亦复不少，总非善治。先生综核前贤之要旨，先究本原，次详脏腑，后及经络，按脉论症，宜其能使昏然者昭然，而眊①焉者亦得了焉也。忆乙丑秋季，偶罹目患，历医数人，过服散风清火之剂，几至归于长夜，赖先生力，得留一隙之明，仍砚耕笔织。然棘围②久困，无志功名，间尝窥探医籍，以图济人自济，计亦两得。来从先生游，授以此编，口讲指画，不啻当头棒喝。因请付梓，以公同志，俾天下之误于所治者，日置案头，按症索方，庶不至一误再误，而贻误无穷矣，宁非斯民之大幸事哉。

嘉庆十有二年岁次丁卯仲冬朔后二日
平湖受业门人及芬郁芳氏百拜跋

---

① 眊（mào 貌）：指眼睛看不清楚，引申为糊涂。
② 棘围：指科举时代的考场。

# 跋　二

人生天地之间，苟能爱身惜命，淡于七情，和于六气，病安从生乎？一有不慎，病即随之，可为寒心者此也。夫病有从外来者，有从内发者。其病重药之未必即痊，不药焉能平复。况外至之病，皆由内召，脏腑先亏而后贼邪得以乘之，因邪引邪，变幻莫测，为祸非常。凡病皆然，而于目病为尤甚。盖目之为病，种种不一，其大要不外乎阴虚阳虚二者而已。经曰：阴虚者，目不明。又曰：阳脱者，目眊然。少年阴未充长，中年阴气自半，老年阴衰阳亢，所谓"阳常有余阴常不足"也，故治目以滋阴为先而和阳次之。乃世人惑于有火则病无火不病之说，概用寒凉清降，以为六淫之邪皆从火化，五志之过也能化火。其有幸中而凝住翳障，有终身受累者矣。丹溪曰：实火可泻，芩连之属；虚火可补，参芪之属。苟不辨明虚实而用气恶味劣之品，其贻患可胜言哉。故善治火者，必先治水，但使水源充足，则火虽有炎上之性，亦必有所畏而不敢腾其焰矣。今观先生案中凡受邪化火者，必深究其本来，风寒则温散之，暑湿则清利之，燥邪则滋润之，气郁则达之，血凝则行之，随症投剂，立收奇效。而用方之妙，变化无穷，尤令人不可思议焉。如某方与某症对则用之，某药与某症不对则去之，某症必以某药治则更加之，有兼症错杂非一方所能治者，或合二方或合三方，斟酌尽善，务使与病症的对，然后定案。用虽由于自己，方多传于古人。间或自撰小方，具有卓识，可以继往，可以开来，诚千秋治目之金鉴也。余以举业耽误，不获常侍先生，而先生待之甚殷，训之甚切。尝谓余曰：今世之人，虚者多而实者少，能知阴虚阳虚与夫六气之感，七情之伤，按症而审之，切脉而辨之，辨明白其于治病也。何有信如斯言，先生之道，大道也；先生之传，真传也。欲秘之而无可秘，欲宣之而又无可宣也。吾尝深思熟虑焉，始而茫然，继而豁然。惟愿世之业是科者，群奉为典型而服膺弗失，则夹持有具，不至贻斯世以昏蒙之患矣。

戊辰四月下浣平湖受业门人殳芬百拜谨跋

# 跋 三

昔人有云：用古方疗今病，譬之折旧料改新房，必再经匠氏之手，然后可施以成室。故治病不遵古方，非法也。若徒泥古方，亦非法也。不遵古方则牵强凑合，补泻混投，温凉杂用，散乱无纪，何以取效乎？徒泥古方则固执不通，欲使今人之病尽如古人，而以印板治法希冀成功，盖亦难矣。此中元妙，非有心斯道者不能窥测也。古方之多，不可胜纪。世所重者，惟《伤寒》《金匮》《千金》《外台》以及《和剂局方》《圣济总录》诸书而已。他如河间、东垣、丹溪皆有所主，各成一家，亦为医林所珍重。至于景岳张氏，就古方而增减之，名曰《新方》，配阴药于阳药之中，如补阴、理阴之类是也。合阳药于阴药之内，如五物、六物之类是也。提要钩元，人皆尊而奉之。眼目一科似不必皆备，然其法不可废也，先生每与及门辈一一讲明。今观案中所有，皆古人之成法，而参以己意，随手奏效。功宜其颂声载道，而四方来求诊者无日不烂其盈门也。先生每苦于酬应之烦，切脉随症，定方口授，执笔者书之，一人未毕，又是一人，刻无宁晷。故著语不多，惟叙其病因、症象，如方中加减之妙义，有识者细绎自明，原无容饰说也。间尝窃取先生之法以治内科杂症，亦无不验，因知先生于医门十三科无不深究其理，融会贯通，而后有此神巧，使其治伤寒、内外、儿女诸科之病，更能起死回生，岂仅为眼科圣手乎？以此知先生之治目，非治目也，乃治病也。夫病邪之中人，必先由五脏六腑而后达于四肢五官，目居至高之位，全赖清纯之气以为涵养，一有郁遏，诸症蜂生。苟舍其本而徒治其标，譬犹含润之石，虽拭不净，必待地气转旋，天气开朗，其垢自除。故先生立论，以治本为急务，而治标之法，或点或洗，间或用之。诚的确不磨，足辟近时诸家之谬也。末学浅陋，未能博览全书，幸蒙提命多年，得窥万一。用志数言，以见医之用方，能宜乎今而合乎古，则善矣。

古娄受业内侄张畹百拜跋

# 校注后记

《银海指南》（后又名《眼科大成》），是清代中医眼科学专著之一。本书自成书刊行以来，流传甚广，版本众多，对后世中医眼科学发展有重大影响。《中国医学大成》两次出版皆收录本书，人民卫生出版社也曾于1960年出版，然其质量可能是限于当时条件并不尽如人意。近年来有一些关于本书的研究论文发表见刊，可见其学术价值亟待被发掘整理。将本书整理校注相关要点，简述如下：

## 一、作者生平

顾锡（？—1811），字养吾，号紫槎，浙江桐乡青镇（今浙江省桐乡市乌镇）人，后寓居于松江西郭（今上海市松江区）。顾氏家族世代读书，为官者众多。其高祖顾涑初曾任刑部四川司郎中，至顾锡其父而家道中落。顾锡心存孝悌，为孝敬父母，放弃功名科举转而学医；同时照顾兄长数十载，帮抚其两个儿子成家立业、授室置宅。顾锡听闻练市镇（今浙江省湖州市练市镇）王氏精通岐黄之术，故前往而拜师学艺，得其真传，后其师过世，顾锡为其置设墓田、居丧奉讳，得到了世人的称赞。顾锡尽得王氏医术，遍读古今医书，不断行医实践，终成一代眼科名医。顾锡有一女名淑昭，精通诗词，亦通医理，可谓承其父训也。他的门人有殳芬（字郁芳）、张畹（字兰佩），为《银海指南》校正并撰写跋文。

## 二、学术价值

《银海指南》四卷，又名《眼科大成》，该书对眼部五轮八廓脏腑定位以及眼病的病因病机进行了非常精辟又详尽的阐释，被誉为"眼科之指南，医林之圭臬"。该书的另一大特色是论及全身病兼目疾，论述了"五脏主病""六腑主病""气血痰食郁滞主病"以及全身病兼见目疾者16类，集中体现了中医学的整体观思想，在中医眼科的发展中，起到了承上启下的重要作用。全书共收集眼科医案177则，其中治翳验案80余则，其数量之多，在中医眼科史上是空前的，是可贵的眼科医案资料。

### 三、版本系统考

笔者通过实地调研以及网络数据库检索等途径考察了北京、天津、上海、杭州、苏州、嘉兴、湖州、吉林、长春、南昌、郑州、成都等地现存版本的馆藏情况，包括卷数、内容、品相、版本特征、存佚现状等方面，争取对存世诸多版本划分体系、梳理源流。为整理和发掘此书的学术价值，打好文献学基础；为确认底本、主参校本提供可靠的依据。据《中国中医古籍总目》记载，本书版本有20余种，有清刻本、手抄本、民国刻本及石印本以及人民卫生出版社1960年本等，后经实地考察确认现存版本共18种。

1. 存世版本的现状

本书的现存版全国共有18种，分藏于国内十多家图书馆。

（1）浙江湖州嘉业堂藏书楼所藏清嘉庆庚午刻本，《中国中医古籍总目》记载其为清嘉庆己巳本，恐为朱序落款时间为"嘉庆己巳冬"以及张序落款时间为"嘉庆十有四年岁次己巳孟夏之月"所误导，然此版本题词中言道"岁在嘉庆庚午冬，爰命梓人寿剞劂"的记载，所以可知此本实为庚午刻本无疑。因此本年代较早、保存较好、品相尚佳、内容相对完整，故可作为此次整理校对的底本。

（2）嘉兴市图书馆馆藏刻本，两卷一册，无卷三汤丸备要和卷四治验存参，后有作者弟子爰芬所作跋文。此本与中国中医科学院图书馆藏清庚午三友草堂刻本缺损内容相同，比如都没有养吾先生小传、养吾先生小像、王苣孙所题像赞等内容，而且其跋位置相同，皆在正文之后等特征，考虑嘉兴市图书馆馆藏刻本（两卷一册）可能系中国中医科学院图书馆藏清庚午三友草堂刻本删去卷三、卷四的重订本。但因研究期间中国中医科学院图书馆一直处于翻新装修状态，只获取到此本前后序跋等头尾内容的影像内容，正文无法得见，两者正文内容之间的源流关系尚未能考证。

（3）中国中医科学院图书馆藏清庚午三友草堂刻本，正文未能得见，根据已有影像资料可知，其缺少传、像、题诗等内容，但其后跋（爰二张一）内容比较完整，可以作为底本之补充参考。

上海辞书出版社图书馆藏清嘉庆庚午三友草堂刻本，《中国中医古籍总目》记载其为己巳本，但根据封面有"嘉庆庚午孟冬锓银海指南三友草堂藏版"字样，可知实为庚午本。根据现有资料对比，上海辞书出版社图书馆馆藏本与中国中医科学院图书馆馆藏本之间确实具有一定差异。此二本同年同名，未能针对两者之间的正文内容深入研究，实属遗憾。

（4）苏州大学图书馆所藏清同治甲子大文昶刻本。《中国中医古籍总目》记载其为清嘉庆己巳本，但实为清同治甲子大文昶刻本。封面错写为"银海精微"。此本四卷两册，内容完整，无后跋。

（5）浙江大学图书馆医学分馆所藏松江文萃堂刻本。《中国中医古籍总目》记载其为萃文堂抄本，实为文萃堂刻本。四卷八册。

（6）中国中医科学院图书馆所藏清同治五云楼刻本。

（7）吉林省图书馆所藏清同治大文昶刻本，缺少朱序和张序。

（8）吉林省图书馆所藏清同治丁卯五云楼刻本。在封面页眉处注"银海指南"，书名实为"眼科大成"，其养吾先生小像后王苣孙诗与养吾先生小传之间有错订。

（9）长春中医药大学图书馆藏清同治丁卯校经山房刻本，书名为"眼科大成"。

（10）成都中医药大学图书馆藏清同治丁卯扫叶山房刻本。书名为"眼科大成"。此本与长春中医药大学图书馆藏清同治丁卯校经山房刻本内容基本一致。此时距成书已近半个世纪，内容相对完整，可以对底本进行较好补充参考，作为主校本。自同治丁卯起，"眼科大成"正式与"银海指南"并称。

（11）浙江中医药大学图书馆藏清甲申抄本，有"啸山"字样的书印，作者可能是清代学人张文虎（字啸山），需做进一步考证。此本与其他传世版本皆有一定差异，尚不知抄自何本。由此推测可能有未尝得见的传世版本。

（12）眼科三种合刻：北京中医药大学图书馆藏，清宣统元年己酉（1909）上海扫叶山房本。为《审视瑶函》《银海精微》《银海指南》的合订本。

（13）成都中医药大学图书馆馆藏民国四年上海锦章图书局刻本。封面为"银海指南上海锦章图书局印行"，扉页为"顾养吾先生著眼科大成上海锦章图书局印行"，书眉为银海指南，扉页背面有"民国四年秋上海锦章图书局印行"字样。内容顺序、字体、编排与其他版本完全不同，系重新编排出版。

（14）民国十六年上海中一书局石印本，通过与上海辞书出版社馆藏清嘉庆庚午三友草堂刻本对比，可知应为去跋翻刻之版本。

（15）上海中医药大学图书馆馆藏扫叶山房石印本。将《眼科大成》（银海指南）与《银海精微》合订为一册出版，内封为"本坊发兑各种医书目录"，全书重新编次、排版，字体、作者像、插图等与清刻本、民国四年锦章书局刻本皆不相同。

另有民国二十五年铅印本、《中国医学大成》、人民卫生出版社1960年本等数个版本，共计18种。

如前所述，该书存世版本多，或交叉、或并列、或源流，笔者在考察中择其特点显著者进行比对分析，初步梳理了各本之间的相互关系，试论如下。

清刻本分为三个分支：银海指南系统、眼科大成系统以及民国诸本。

银海指南系统，封面均为隶书"银海指南"字样，4卷，其板框宽约275mm，高约195mm，正文单页10列，每列22字。①清嘉庆十五年庚午（1810）嘉业堂刻本。②清嘉庆十五年庚午（1810）三友草堂刻本（中国中医科学院图书馆与上海辞书出版社图书馆藏）。③嘉兴市图书馆馆藏刻本（两卷）。④清嘉庆十五年庚午（1810）松江文萃堂刻本。⑤清同治三年甲子（1864）五云楼刻本。⑥清同治三年甲子（1864）大文昶刻本。⑦民国十六年上海中一书局石印本。该系统内各本之间关系密切，是研究此书最有价值的文献资料。

眼科大成系统，自同治丁卯版起始称眼科大成（楷书），页眉注银海指南（楷书）。4卷，其板框宽约275mm，高约195mm，正文单页10列，每列22字。①清同治丁卯五云楼刻本。②同治丁卯校经山房刻本。③同治丁卯扫叶山房刻本。

民国新版本也有三个分支：民国四年锦章书局本、扫叶山房本和《眼科三种合刻》。

版本图解如下：

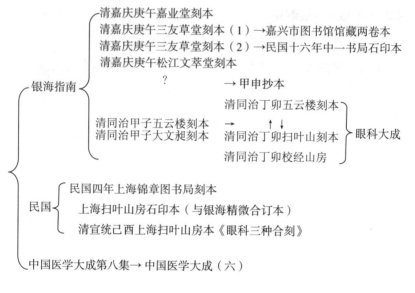

2. 卷数考订

本书自成书时卷数为 4 卷。实际考察中，由于纸张问题，或装订成一册（如上海中医药大学图书馆所藏民国二十五年扫叶山房刻本，与银海精微合订为一册）、二册（如浙江中医药大学图书馆所藏清甲申抄本、苏州大学图书馆所藏清同治甲子大文昶刻本）、四册以及八册（浙江大学图书馆医学分馆所藏清嘉庆庚午文萃堂刻本），但内容皆为四卷。唯有嘉兴市图书馆所藏乃是删去卷三和卷四的两卷简化本。结合实际考察情况，加之序言中"《银海指南》四卷"的记载，可知此书系四卷无疑。

3. 成书刊刻时间考

朱序所著时间为"嘉庆己巳冬"。张序所著时间为"嘉庆十有四年岁次己巳孟夏之月"。如上似将此书的成书年代指向己巳年，也许即是某些不明确刊刻年代的版本被确定为己巳本的直接原因。然朱序中提到"前年冬余以先大夫忧旋里，获读先生书"，可知嘉庆丁卯年（1807）冬此书已完成，与其门人跋之时间吻合。夋芬之跋有二，①所著时间为"嘉庆十有二年岁次丁卯（1807）仲冬朔后二日"。②所著时间为"戊辰（1808）四月"。根据每卷首均有"受业古娄张畹兰佩平湖夋芬郁芳全校"，可知其弟子夋芬、张畹为本书校。其跋应为成书并校正后所题，故成书时间应为嘉庆丁卯年（1807）冬。

如上文各版本馆藏情况所述，根据题词中"岁在嘉庆庚午冬，爰命梓人寿剞劂"的记载。故将刊刻时间暂定于清嘉庆庚午（1810）冬为妥。

### 四、学术成就

（一）博采众家之长，融会贯通古今

顾氏早年跟从王氏学医，不仅"尽得其秘"，又"复遍读古今言医者之书"。故书中对《内经》条文引用颇多，每发一论，必究其源。后世各家也多有涉及，可谓博采众长。如论及六淫致病之火，便引《素问·阴阳应象大论》《素问·逆调论》《素问·解精微论》等篇的诸多条文，并举出《至真要大论》中"病机十九条"火占其五以阐释火邪致病的病机，后又引朱丹溪"生水火木金土，各一其性，惟火有二：曰君火属心，相火属肝肾"、张子和"目不因火则不病"的观点以及王太仆"壮水之主，以镇阳光"的治疗原则。可见其涉猎之广、究原之深。正因为他理论精深，努力实践，故声名远扬，求治者甚众。顾氏虽然身负盛名，然每遇疾患，必然尽心治疗，获效者甚多，其医术与医德都令人称赞。

（二）重视五运六气，用药因时而异

顾氏很重视五运六气对眼病的影响，在该书卷一中，便详述了五运六气，并附运气司天在泉图、交六气时日图以说明。认为"辨明运气之胜复，则药与症合，不致孟浪投剂矣"。其并未将这些停留在理论讨论层面，而是运用于实践，指导临床。在治汪妇"两目赤肿"的病案中，患者"左关脉沉数而微涩，此郁火伤肝症，宜用逍遥散，然时值夏令，恐柴胡复升动其火，因去之，加青蒿而病除"。虽只一味药之变动，却充分体现了用药的巧妙和"因时制宜"的原则。

（三）目病本于脏腑，治目论及全身

顾氏吸收了《内经》以及易水学派以脏腑虚实寒热论点来分析疾病发生发展的"脏腑议病式"，认为"目病本于脏腑"，"若夫中风、头风、虚劳、鼓胀、噎膈、咳嗽、黄疸、遗浊、癥瘕、泻痢以及外科疮疡、女科胎产、经带、儿科痘疹、疳积皆有目疾，不得不一一著明"。他所论及全身病兼目疾共 16 种，基本上涵盖了常见病所兼之目疾。卷二先论瞳神，继以五脏六腑之主病、各类杂病、妇女之经带胎产、儿科之痘疹五疳兼目疾者。卷三汤丸备要载内服方 176 首，眼科专方仅有 30 方。其学术理念融各科经验于眼科，认识到内科病与眼病的密切关系，是其学术思想的一大成就，对后世影响深远，对当今的临床诊断治疗也有积极的指导意义。

（四）重内治而轻外治，重补益而慎攻伐

顾氏擅长内治，忌用针刺、钩、割、炮、烙。他认为："外治总非善治，治眼病须究其本原，详脏腑、辨轮廓、明经络、按脉论治，方可使昏然者昭然，眊焉者亦得焉。"卷三汤丸备要中虽设有点药诸方，但似乎是备而不用。因为在验案存参 177

例病案中仅见内服药物的记载，并无一例外用药的病案。顾氏重内治而轻外治的倾向显而易见。时至今日，外治法早已成为治疗眼科疾病的重要手段，我们应该客观地看待内治与外治的关系，不可偏废一家。

顾氏用药推崇补益，对"今世之业是科者，每以发散攻伐为用"很是反感。他认为目赖五脏六腑之精气上养而能视，目病之发，虚者多因脏腑气血阴阳不足，实者也是正虚不能御邪所致。这与《内经》"邪之所凑，其气必虚"的思想一脉相承。有些看似需要清热泻火的病例，顾氏也多从补虚入手治疗。如"旋螺尖起"，《医宗金鉴》认为是肝经积热，血液瘀凝。以泻脑汤方（防风、细辛、桔梗、赤芍药、天门冬、五味子、茺蔚子）或泻肝饮子（芒硝、大黄、桔梗、柴胡、黄芩、知母、细辛、车前子）治之。然顾氏认为是阴虚不足，肝肾两亏，兼之寒邪包暑，刑克肝阴，故两目旋螺翳障，视物不明。治疗姚姓男子患此症时用香附、夏枯草、熟地、归身、白芍、玉竹、甘草、川芎炭、红花、广藿香、煨姜、灯心；疼痛缓解后又以八珍汤去川芎，加枸杞、菟丝子、炮姜、燕窝、淡菜散其旋螺。卷四治验存参一共177例，未用补益药者仅13例。故其弟子称他"用方则宗景岳，用药则守之才"。而其应用解肝郁以治目翳、行血以除杂病、补脾肾以治内障的治法特点也在验案中有所体现，辨证论治思路之宽广，足资后学者借鉴。

（五）遣方用药独到，方药颇多创新

顾氏治病，不仅辨证遣方细腻独到，在用方用药上颇多创新。"天下之病无穷，古人之方不能尽其变态，当抒独见"。故其在面对复杂的病机时，有时汤丸同用，有时汤丸分投，有时朝补夕泻，只为调和阴阳、虚实兼治的目的。顾氏自言："用药之法，同于用兵，譬如两支兵合路而来，则合师以剿，自可奏功。若东一支兵，西一支兵，分路来犯，若合师以剿，东驰西走，力不能专，何如分师进取各奏成功。然而奇正相生，各存乎人，总期变通尽利。"

又有干某，其目为石灰所伤，黑珠已损，视物不明，两眶肿痛。顾氏认为"石本属阳，又因火化灰，其性更烈，目为所伤，则血凝水涸，遂处一方，以韭菜地上蚯蚓泥煎汤令服，其肿痛立消，继以凉血之剂，目遂还光"。又有廖氏妇女，左目为火烙伤，黑珠已坏，疼痛难忍。顾氏认为"火性燥烈，烙目尤酷，遂用陈菜子油令其灌洗，其肿痛亦立消"。此二症，前书皆无论及，然顾氏紧扣病机，单方用药，方虽简而其义深。顾氏感慨道："学人能细认病源，熟谙本草，何患症之难治哉。"

顾氏所创新方八首，如新方柏香丸（侧柏叶、香附），其自言"专治胬肉攀睛，或眼生血疣，神效异常。数服之后，胬肉即退。若血疣则不摘而自落，屡试屡验，用者珍之"。再如清火汤新方（连翘、山栀、归尾、赤芍、石斛）："治天行热毒，人有受之即发，头疼目赤，痒痛异常，或泪如血水，舌红口渴，小便短赤。"用于金某火郁脾肺，以致偷针变癣。本方合导赤散加石决明、杏仁、蜜炙枇杷叶，应手取效。卷三汤丸备要共收方176首，而新方仅8首，可知此皆顾氏常用而有效之方。

顾氏行医于浙沪数十年，收集了大量医案，积案盈千累万，恐其多而失散，故集其已验者177则，作为卷四编入该书。这些验案是作者数十年心血的结晶、临床经验的总结、注重实践的见证。全书所收集医案中，有些效如桴鼓，一诊而愈，也有复诊最多达14次者，均翔实记录，旨在启迪后学。同时反映出顾氏严谨认真的治学态度。古人著书，用字以简为要，故病案中的精妙之处，更当细细体会方有所悟。

（六）总结

综上所述，《银海指南》理论阐释系统，开拓性地运用了整体观念指导下的五脏主病说，并有效地将各科经验融于眼科之中；用药独到且方剂丰富，所载之方不专治目，亦不离治目；验案众多而治法有效，对今天中医眼科的发展具有指导意义。应在中医眼科史籍中享有一定地位，值得后人进一步深入发掘研究。

# 总 书 目

I

# 本　草

V